AF326052

DE LA

MATIÈRE TOXIQUE

A TRAVERS LES SIÈCLES

PAR

P. PEZET

DOCTEUR EN MÉDECINE

PHARMACIEN DE PREMIÈRE CLASSE

MONTPELLIER

TYPOGRAPHIE ET LITHOGRAPHIE BOEHM ET FILS

IMPRIMEURS DE LA GAZETTE HEBDOMADAIRE DES SCIENCES MÉDICALES

ÉDITEURS DU MONTPELLIER MÉDICAL ET DE LA REVUE DES SCIENCES NATURELLES,

DE LA SOCIÉTÉ LANGUEDOCIENNE DE GÉOGRAPHIE.

1883.

AVANT-PROPOS

En abordant un pareil sujet, nous n'avons pas évidemment
la prétention de le traiter dans son vaste ensemble, encore moins
dans ses nombreux détails. Toucher seulement à ses points
saillants, à ceux qui intéressent le plus vivement la science,
l'art de guérir et la morale sociale; c'est une tâche déjà bien lourde
pour nos forces et à laquelle nous aurions renoncé peut-être sans
la séduction de ce qu'on appelle *l'attrait de la difficulté*, qui n'a
d'égal ici que l'importance de la matière. Par l'intention, sinon
par le résultat, ce travail a donc droit à quelque indulgence.

Si, avec les données des diverses sciences qui apportent leur
concours à la biologie, nous réfléchissons à ce qui se passe en
nous et autour de nous, nous voyons que notre organisme ne
pourvoit à son entretien anatomique et fonctionnel que par l'emploi des matériaux qu'il emprunte au monde extérieur. Or, ces
matériaux, aliments, boissons, condiments, substances minérales
ou autres, portent en nous leurs qualités bonnes ou mauvaises,
trop souvent mauvaises, malgré tous les soins que prend l'industrie humaine pour les corriger, quand encore l'imprudence ou le
crime n'y ajoutent pas des dangers fortuits ou calculés.

Outre la nourriture, l'air atmosphérique nous est d'une néces-
sité encore plus impérieuse. Cet océan invisible dans lequel nous
sommes plongés et qui nous pénètre, contient en effet l'élément
vivifiant par excellence, l'oxygène, le vrai *pabulum vitæ*, qui cependant peut devenir lui-même un agent de mort, seulement
par son accumulation trop grande dans le sang (35 centim. cubes

d'oxygène dans 100 centim. cubes de sang artériel, au lieu des 20 centim. normaux. — P. Bert).

On sait que, suivant les lieux, les époques et d'autres circonstances, l'air est envahi accidentellement par des gaz délétères. On sait aussi qu'il est constamment peuplé de poussières variées, de germes plus ou moins abondants, plus ou moins nocifs, toujours prêts à éclore et à se multiplier aux dépens de nos humeurs et de nos tissus. Ainsi vit l'homme dans son milieu aérien, mélange très complexe, dont les éléments utiles et nuisibles vont se mêler à son milieu intérieur et y porter tout à la fois les conditions de la vie, de la maladie, de la mort.

Le milieu intérieur général, représenté par la masse sanguine, constitue à chaque organe, à chaque tissu, à chaque élément anatomique, comme un bain encore plus intime, qu'on désigne sous le nom de *milieu interstitiel spécial*, lequel s'emploie au double mouvement d'assimilation et de désassimilation. Il arrive aussi à tout instant que ce milieu intime est un vrai champ de bataille où nos éléments anatomiques, cellules, fibres, rudiments de nos tissus, ont à disputer leur nutrition et leur vitalité avec des éléments hostiles venus du dehors, agents toxiques, parasites ou microbes, qui cherchent aussi à vivre et à se développer dans leur nouveau milieu.

Il y a là, en un mot, entre tous ces éléments microscopiques, la fameuse lutte pour l'existence, le *struggle for life* de Darwin, que nous voyons se produire en grand à la surface du globe, entre les représentants d'espèces différentes, entre les individus d'une même espèce, la survivance restant au plus apte, au plus fort. De même, pour ne citer qu'un exemple, les bactéries, qui pullulent avec une incroyable activité, cherchent à dérober à nos globules sanguins l'oxygène si indispensable à la rénovation moléculaire de nos tissus ; ils étouffent la vie de nos éléments anatomiques.

D'autre part, la présence de certains poisons métalliques ou d'autre nature dans le milieu interstitiel, peut modifier la composition chimique de ce milieu, au point que les éléments anatomiques ne peuvent plus s'entretenir normalement et subissent alors la dégénérescence graisseuse.

D'après ce qui précède, on voit que notre organisme, avec son principe inné de vie et de résistance, mais obligé de puiser les matériaux de sa conservation dans un monde extérieur de composition variable, est exposé à des périls incessants, étant *intra* et *extra* à la merci de ce milieu plus ou moins salubre ou perfide, qui peut lui donner, suivant les circonstances, les éléments de la vie ou de la mort, de la santé ou de la maladie. Toujours l'éternelle-légende des deux principes en lutte, le bien et le mal, *Ormuzd* et *Ahriman* de Zoroastre, les bons et les mauvais génies, légende que nous trouvons à la base de toutes les religions, et que nous voyons réalisée aussi dans l'empire organique, comme elle s'est imposée dans le domaine de la conscience.

C'est à ce principe du mal, à cet ennemi de la vie humaine, à la substance toxique sous ses mille formes matérielles, devenues de plus en plus saisissables avec les progrès de la science, que nous avons consacré les études et les recherches dont nous allons exposer une partie des résultats.

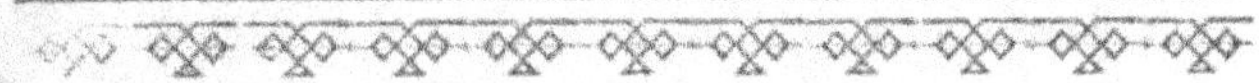

MATIÈRE TOXIQUE

A TRAVERS LES SIÈCLES

PREMIÈRE PARTIE

CONSIDÉRATIONS GÉNÉRALES SUR LA MATIÈRE TOXIQUE

Avant de dérouler le panorama historique qui constitue, à vrai dire, le grand objectif du présent travail, il nous semble utile, pour mieux faire comprendre ces enseignements du passé, de rappeler, au moins sommairement, les notions principales qui sont en quelque sorte la préface indispensable des études de la matière toxique.

Sous le terme générique de *matière toxique*, on doit comprendre toutes les substances malfaisantes qui, introduites à petite dose dans les corps vivants, déterminent des altérations matérielles et des troubles morbides capables de détruire la santé et de provoquer la mort.

L'action de chacune de ces substances dépend essentiellement de la nature de l'agent toxique qu'on emploie et surtout de la dose à laquelle il est donné [1]. Elle dépend aussi des conditions propres à l'organisme qui y est exposé.

[1] La *dose* est, excepté pour les dilutions septicémiques, la condition de toute substance toxique. L'acide prussique à dose infinitésimale n'est plus un poison.

Toute la matière toxique est généralement distribuée en trois classes : les *poisons* proprement dits, les *venins* et les *virus*. Cette division, qui n'est plus irréprochable dans l'état actuel de la science [1], est fondée sur la provenance, les propriétés et les effets des diverses substances nocives. Nous n'insisterons pas sur les caractères distinctifs de ces trois catégories d'agents toxiques. Il suffira de rappeler que les *poisons* proprement dits, substances pondérables, solides, liquides ou volatiles, de composition variée, d'origine minérale, animale ou végétale, produisant des altérations *chimiques* ou *dynamiques* dans les tissus vivants, se différencient :

1° Des *venins*, en ce que ceux-ci, tout en agissant aussi proportionnellement à la dose et immédiatement après l'absorption, proviennent de certaines sécrétions normales d'animaux, et restent inoffensifs à la surface intacte des membranes tégumentaires ou muqueuses.

2° Des *virus*, en ce que ces derniers, produits spécifiques d'organismes malades ou en voie de décomposition, agissent en vertu de leur qualité plutôt que de la quantité employée [2], et n'opèrent qu'après une période d'*incubation* plus ou moins longue, pour déterminer chez l'individu inoculé la maladie qui doit reproduire l'agent virulent.

Avant d'aller plus loin, il nous paraît opportun de donner les

[1] Où placer en effet, dans cette division, les effluves marécageux, les émanations putrides, les ptomaïnes, le virus cadavérique, les miasmes des corps sains, le miasme humain, certains parasites microscopiques provoquant des maladies parasitaires ?

[2] Il était admis qu'une molécule d'un virus agissait autant qu'une masse de ce virus. Les études sur les *cultures*, les *atténuations* et les *transmissions* des agents virulents tendent à infirmer cette proposition.

L'école de Pasteur prétend que des virus atténués seulement quant au nombre ou à la qualité de leurs éléments actifs, ne donnent lieu qu'à des transmissions ébauchées et même *ratées*. V. la Thèse d'agrégation du Dr H. Blaise, professeur agrégé, pag. 64 et 65.

définitions et les étymologies de quelques vocables usités en toxicologie.

Le qualificatif *toxique*, appliqué aux substances malfaisantes dont il s'agit, vient de τοξον, arc, flèche. L'adjectif neutre τοξικον (de flèche), associé à φαρμακον (poison), rappelle le poison dont on enduisait les flèches de l'antiquité.

Les mots *alexipharmaques, alexitères*, qui signifient contre-poisons, antidotes, viennent de αλεξειν, repousser, expulser.

Φαρμακη thériaque (de θηριον, bête venimeuse, sous-entendu αντιδοτον) αντι (contre) δοτος (donné), contre le venin des bêtes.

Citons aussi le *mithridate*, électuaire composé par le grand Mithridate, qui en faisait un usage journalier, et jadis regardé comme un antidote universel, à l'instar de la thériaque.

Bezoard, mot persan de *bed*, remède, et *zeher*, venin, poison. Les divers bezoards étaient censés repousser ou attirer au dehors les poisons des plaies ou du corps ; c'est un terme générique qui correspond à l'αντιδοτον des Grecs.

L'*antidotisme* est la neutralisation des propriétés d'un poison par une substance non toxique. Ainsi, l'hydrate de magnésium et l'oxyde ferrique hydraté sont les antidotes de l'acide arsénieux, avec lequel ils forment des arsénites insolubles. On ne connaît bien que les antidotes chimiques, atteignant le poison avant qu'il soit absorbé dans le sang.

Il existe aussi des antidotes physiques, mécaniques, comme les coagulants (albumine, lait....) qui s'emparent du poison, l'enveloppent et en font un *coagulum* revêche à l'absorption.

L'*antagonisme* est l'opposition des effets produits par diverses substances toxiques ou médicamenteuses. L'agent antagoniste d'un poison détermine dans l'organisme des effets directement opposés aux effets du poison : ainsi, la *strychnine* qui produit des convulsions et le *curare* qui abolit les mouvements, seraient des antagonistes.

Seulement, les expériences modernes démontrent que si le curare empêche les convulsions produites par la strychnine, celle-ci ne ramène pas les mouvements abolis par le curare. S'il existe entre ces deux substances un antagonisme *physiologique*, il n'y a pas en réalité d'antagonisme *toxique* (Rabuteau). En employant concurremment ces deux agents toxiques, on risque fort d'avoir deux empoisonnements au lieu d'un seul. — L'atropine et la morphine passent aussi pour être antagonistes.

De tout temps on a cru aux préservatifs, aux antidotes prophylactiques, aux panacées capables de neutraliser par avance l'effet de tous les poisons ou de quelques-uns seulement. Il a même été admis qu'on pouvait se rendre invulnérable à l'action des poisons en s'*habituant* peu à peu à leur usage.

Comme exemple légendaire, Mithridate aurait été le plus accompli des toxicophages. On a même désigné sous le nom de *mithridatisme* l'espèce d'immunité absolue ou relative que l'on acquiert, soit en s'habituant au poison, soit en faisant usage d'antidotes préservatifs. On peut, il est vrai, en procédant par doses graduées, se rendre plus ou moins réfractaire à l'action de certains toxiques, comme les narcotiques, l'arsenic, et en supporter impunément des doses qui seraient d'emblée pour tout autre dangereuses et mortelles ; mais de là à croire que l'homme, même le plus robuste, puisse s'habituer à prendre, sans en être incommodé, de fortes doses de tel ou tel poison, ou indifféremment tous les poisons, il y a toute la distance qui existe entre un fait positif et une chimère.

La prétendue invulnérabilité de Mithridate n'a été qu'une fable inventée peut-être par cet homme de génie dans le but d'ôter à ses ennemis l'envie de l'empoisonner, en leur faisant croire que la chose était impossible. Ce procédé lui réussit d'ailleurs : il conserva toute sa vie une bonne santé, qu'il n'eût certes pas eue s'il se fût nourri de poisons ou même de contre poisons.

Quelque habitude qu'on ait prise de tel ou tel genre d'intoxication, on finit toujours par en ressentir les fâcheux effets qui atteignent la santé et les facultés.

Aux états pathologiques spéciaux qui proviennent de l'usage excessif ou prolongé des substances toxiques, à ces empoisonnements aigus ou chroniques qui créent chez les individus des constitutions morbides momentanées ou persistantes dont la nature et l'expression varient suivant la substance employée, on a consacré des dénominations significatives, formules condensées de l'étiologie et de la pathognomonie de ces états morbides.

Nous n'avons qu'à citer l'*elléborisme*, le *morphinisme*, l'*hydrargyrie*, le *saturnisme*, l'*arsénicisme*, l'*ergotisme*, le *nicotisme*, l'*iodisme*, le *bromisme*, le *lathyrisme* (du *Lathyrus cicera* ou *gesse*) le *salicylisme*, l'*alcoolisme*, etc.

On ne trouvera pas hors de propos que nous résumions ici les données de physiologie générale qui se rapportent aux conditions de l'intoxication, au mécanisme de l'absorption des substances vénéneuses, à leur action locale et généralisée, à leur accumulation, à leur élimination, aux indications thérapeutiques des empoisonnements fortuits ou criminels, etc.

D'après Claude Bernard, toute substance qui, à raison de sa constitution chimique ou physique, ne peut faire partie du sang, doit causer nécessairement dans notre organisme des troubles passagers ou durables : c'est un poison.

Si nous prenons le chlore, le phosphore, le soufre, etc , à l'état de corps simples ou libres, ces éléments peuvent jouer le rôle de poison ; mais si on les absorbe à l'état de corps composés et combinés avec d'autres éléments neutralisants, ils se fixent dans les tissus vivants, à la faveur de combinaisons organiques qui modifient leurs propriétés minérales et les retiennent comme principes constituants des tissus et des humeurs. Et, pour être éliminés, ils doivent abandonner les principes immédiats usés à leur tour par le mouvement vital.

L'étude de l'absorption des poisons nous oblige à connaître l'influence du véhicule qui peut les accompagner, les différentes voies d'introduction dans l'économie, les divers modes de pénétration de ces agents, leur distribution aux tissus ou aux éléments de l'organisme.

Le véhicule. — La plupart des poisons, à l'état solide et même à l'état liquide, sont pris ou administrés avec telle ou telle substance alimentaire ou médicamenteuse qui en favorise la solubilité et en dissimule le goût et l'odeur.

Ce véhicule peut augmenter les effets du toxique, soit quand il a rendu celui-ci plus soluble, plus rapidement absorbable (acide arsénieux dissous), soit quand il met en liberté un principe plus vénéneux encore que le poison (cyanure de potassium dans une solution acide, mettant en liberté l'acide cyanhydrique).

D'après sa quantité, d'après sa nature et ses affinités, le véhicule peut atténuer et même annihiler l'action des toxiques (sublimé corrosif dans un blanc d'œuf, arsenic et strychnine avec les corps gras ; tandis que ces mêmes corps gras favorisent l'empoisonnement par le phosphore, par le cuivre).

Les voies d'introduction. — L'entrée du toxique peut se faire par différentes voies : surfaces respiratoires, digestives, ou muqueuses d'autres appareils ; tégument cutané, injection dans le tissu cellulaire, ou directement dans les vaisseaux de la circulation.

Par les *voies respiratoires*, l'absorption s'effectue avec une extrême rapidité, non seulement pour les gaz, mais aussi pour les liquides dialysables, cristalloïdes, qui arrivent dans les bronches. Nombre de personnes, surtout les chimistes, ont été victimes d'émanations toxiques (acide cyanhydrique, oxyde de carbone, chlore, hydrogène sulfuré, etc.). A moindre dose, le poison fait plus d'effet par cette voie que par toute autre, même que par l'injection directe dans le sang veineux. C'est que les vapeurs toxiques pénètrent dans le courant artériel, tandis que le système veineux les conduit à l'exhalation pulmonaire (acide sulfhydrique, chloroforme, e'c. [1]).

Par les *voies digestives*, c'est le mode d'introduction le plus habituel et qui met à profit le concours de l'ingestion des aliments, des boissons ou des médicaments.

Les divers états de l'appareil gastro-intestinal influent beaucoup sur la rapidité et l'intensité de l'absorption. En général, la vacuité intestinale la rend plus active. Parmi les exceptions, citons le cas du cyanure de potassium, qui, ingéré dans l'estomac en pleine digestion, tue plus vite que si l'on est à jeun. C'est que la présence du suc gastrique, qui n'a lieu que pendant la digestion, opère sur le cyanure une décomposition redoutable, laquelle donne naissance à de l'acide cyanhydrique.

L'état physique et la nature chimique des substances ingérées avec le poison exercent aussi de notables influences sur les effets toxiques. Ainsi, l'acide arsénieux en grains ou en poudre ne s'absorbe que tardivement et provoque des phénomènes locaux de causticité, d'inflammation stomacale, des vomissements, tandis qu'en solution le même acide s'absorbe vite et en masse et détermine des symptômes généraux et secondaires qui prédominent dans l'empoisonnement. Mais, trop dilué, le toxique perd toute sa puissance.

On sait enfin que les venins et les virus non volatils peuvent être impunément avalés quand l'appareil digestif est intact, sans fissure, et recouvert de son mucus protecteur.

L'absorption par le gros intestin se fait comme par les parties plus élevées du tube digestif. Elle peut même être plus dangereuse, parce que le poison absorbé est porté par les veines hémorrhoïdales dans la veine cave inférieure, laquelle ne livre pas

[1] L'illustre Monge, le principal fondateur de l'École polytechnique, qui aimait l'hydrogène sulfuré, buvait de l'eau saturée de ce gaz et n'en éprouvait aucun inconvénient.

son sang à l'élaboration du foie, comme le fait la veine porte. Pour produire un empoisonnement, il faudrait moins de laudanum en lavement qu'en boisson.

Les lavements toxiques ont déjà une histoire. Damien, l'assassin de Louis XV, avoua dans son interrogatoire qu'il avait fait mourir le comte de Labourdonnais en lui administrant un lavement d'eau-forte. Dans une affaire qui se présenta à la Cour d'assises de l'Ariége il y a quelques années, il s'agissait d'un lavement arsenique avec lequel une servante avait tué sa maîtresse. Il existe même des faits de simulacre d'empoisonnement posthume par la voie rectale. Orfila a rapporté le cas d'un neveu mécontent qui, pour compromettre l'héritier préféré, avait injecté un lavement toxique dans le cadavre de son oncle.

Si l'ignorance n'expliquait pas beaucoup de choses, on pourrait s'étonner que les suicidés ne choisissent pas plus souvent la voie rectale pour s'empoisonner.

D'autres membranes muqueuses, comme celles qui tapissent les fosses nasales, les organes génitaux, peuvent aussi servir de voies d'introduction aux agents vénéneux.

En prisant certaines substances médicamenteuses ou toxiques, on arrive à ressentir des effets généraux qui témoignent du passage de ces substances dans tout l'organisme. On a connu dans le temps la bande des *Endormeurs* et le tabac dit *de l'endormi*, qui produisait chez les priseurs une espèce de narcotisme dû sans doute aux matières stupéfiantes qu'on y avait incorporées. La nicotine, libre dans une prise de tabac, est en trop petite quantité pour développer des troubles généraux ; elle agit beaucoup plus localement par son contact irritant.

Quant au revêtement muqueux des organes génitaux, il se prête parfaitement à l'absorption des principes toxiques. On connaît plus d'un exemple de femmes qui sont mortes empoisonnées par l'action de l'acide arsénieux ou d'un autre poison introduit dans le vagin. On cite entre autres une femme de

Liège qui, en 1816, succomba avec tous les symptômes locaux et généraux de l'intoxication arsenicale (tuméfaction et inflammation gangréneuse des parties génitales et de l'intestin, vomissements, selles abondantes, etc.). Le mari avait, avant la copulation et peut-être pour produire de plus vives excitations, introduit de l'acide arsénieux dans le vagin de la malheureuse. Il fut condamné à la peine capitale.

Un fait semblable s'est produit près de Copenhague. Un paysan avait fait périr ses trois femmes par le même moyen. Les experts trouvèrent encore des parcelles d'arsenic dans les parties génitales. Le crime fut révélé dans ses détails par la troisième femme; elle avoua, à son dernier moment, qu'elle avait préparé le poison pour la seconde femme. C'est à cette occasion que le Collège de Médecine de Copenhague, consulté par les magistrats, fit des expériences sur deux juments. De l'acide arsénieux incorporé à du miel fut introduit dans leur vagin. Après les lésions locales caractéristiques, survinrent les accidents généraux de l'empoisonnement arsenical (utérus sphacélé, inflammation gastro-intestinale, pulmonaire, etc., et mort d'une des juments au quatrième jour). L'autre, secourue à temps, put survivre.

On prétend que le fameux Calpurnius agissait de même (*digito interficiebat uxores*). Enfin Zacchias, le savant médecin légiste du temps d'Innocent X, rapporte que Ladislas ou Lancelot, roi débauché de Naples, aurait été empoisonné, en 1414, par l'arsenic que son membre viril aurait absorbé dans le vagin d'une maîtresse.

Le tégument externe, *la peau*, si on l'étudie au point de vue de l'introduction des poisons, offre au médecin, sinon au toxicologiste, beaucoup plus d'importance et d'intérêt. Des expériences les plus rigoureuses sur l'absorption cutanée, il résulte que la peau est perméable aux substances gazeuses, volatiles, mais qu'elle résiste opiniâtrément, tant qu'elle est intacte, à la pénétration des substances solides ou dissoutes dans l'eau [1]. Oui, la peau humaine, quand elle est saine, avec ses stratifications d'épiderme et son enduit de matière grasse, ne se prête nullement à l'absorption de l'eau, et moins encore à l'absorption des substances fixes dissoutes dans l'eau ou incorporées aux pommades ou liniments. On peut prendre impunément des bains prolongés dans des liquides toxiques, mais qui respectent l'intégrité des téguments : par exemple, des bains renfermant des kilogrammes de feuilles de digitale, de belladone, etc., après lesquels on n'observe ni ralentissement du cœur ni dilatation de la pupille.

La méthode thérapeutique appelée *iatriliptique*, qui ne procède que par frictions et onctions cutanées, serait donc nulle ou on ne peut plus infidèle, si dans ses différentes manœuvres elle ne parvenait plus ou moins à altérer ou à détruire l'épiderme, soit par les frottements mécaniques, soit par l'action chimique des substances employées, soit par le nettoyage de la peau au moyen des savonnages ou des liniments qui délaient et emportent son enduit sébacé.

Au demeurant, on continue à dénier à peu près complètement à la peau le pouvoir d'absorber les liquides aqueux et les substances solides en dissolution. Si les frictions mercurielles, iodées, sulfureuses, etc., font pénétrer dans le corps leurs principes médicamenteux , c'est surtout parce qu'une partie du mercure, de l'iode, du soufre, etc., devenant volatile, s'introduit par la peau et aussi par l'inhalation pulmonaire. On n'explique pas autrement que par la volatilité de la cantharidine l'absorption de ce principe des vésicatoires ordinaires.

[1] On sait que ce n'est qu'après une imbibition prolongée que la peau des mammifères peut s'hydrater et absorber un peu de liquide, tandis que la peau de la grenouille, espèce de tégument muqueux, est d'une pénétrabilité excessive. Mais à côté de la grenouille, on voit les reptiles écailleux être absolument réfractaires à toute absorption cutanée.

La cornée et la conjonctive sont beaucoup plus aptes que la peau à absorber les substances gazeuses ou liquides.

Mais si la peau offre une effraction, une plaie, une simple dénudation épidermique, oh! alors, les phénomènes d'endosmose s'y accomplissent activement. La méthode dite *endermique* en profite pour faire absorber par la surface cutanée, préalablement dépouillée de son épiderme, des liquides et même des poudres médicamenteuses solubles, chez les malades dont l'état fâcheux des voies digestives ou une certaine répugnance en contre-indiquent l'administration intérieure. C'est la voie préférée pour les inoculations des venins et des virus, pour les vaccinations, le réseau lymphatique superficiel se prêtant admirablement à l'absorption.

La méthode *hypodermique* est actuellement fort employée par les praticiens. Elle consiste à introduire dans le tissu cellulaire sous-cutané certains médicaments solubles, très actifs, sous un petit volume, et qui sont ainsi plus sûrement et plus facilement absorbés en nature que s'ils étaient ingérés à l'état de potion, de pilules, etc. C'est à ce mode d'action que se rapportent les effets des flèches empoisonnées. Orfila avait déjà fait remarquer que les substances vénéneuses produisent plus d'effets quand elles pénètrent par une blessure de la peau que lorsqu'elles sont avalées. On sait que l'amirauté anglaise a dû renoncer à l'injection des bois de navires avec une dissolution d'acide arsénieux qui avait pour but de les préserver des vers, mais qui exposait à de graves accidents les ouvriers blessés par les échardes de ces bois.

Les substances toxiques ou médicamenteuses destinées aux injections hypodermiques doivent : 1° être solubles par elles-mêmes ou à l'aide d'un dissolvant non irritant; 2° n'exercer localement aucune action irritante ou corrosive; 3° ne pas être précipitées par les chlorures alcalins ou par les matières albuminoïdes qu'elles rencontrent dans la sérosité du tissu cellulaire,

Les injections hypodermiques emploient le plus souvent la morphine, l'atropine, la strychnine, le curare, l'ergotine, les sels de quinine, certaines préparations mercurielles, etc.

L'absorption se fait également dans le tissu cellulaire profond, soit dans les interstices musculaires, soit dans les muscles eux-mêmes.

Il nous reste à dire un mot de l'*introduction directe par injection dans le torrent circulatoire*. C'est la voie de pénétration la plus rapide, la plus expéditive ; mais elle exige une manœuvre qui n'est pas à la portée de tout le monde. Les physiologistes l'emploient souvent ; les cliniciens y ont aussi recours, notamment dans les injections intra-veineuses de chloral (Oré). Quelquefois elle constitue un des plus grands accidents des injections hypodermiques, quand la pointe de la canule a pénétré dans une veine.

Au point de vue de la rapidité et de l'intensité des effets toxiques, la voie par laquelle le poison a été introduit n'est pas indifférente. Ainsi, l'injection dans les veines, dans le tissu cellulaire, et surtout l'inhalation pulmonaire, donnent des résultats plus prompts que l'introduction par les voies intestinales.

D'autre part, certaines substances inoffensives quand elles passent directement dans le sang, subissent des transformations dangereuses au contact des sucs digestifs ; exemple : le cyanure de potassium, qui donne naissance à de l'acide cyanhydrique en présence de l'acidité du suc gastrique. Citons encore la strychnine, l'acide arsénieux, l'émétique, qui sont plus malfaisants par la voie digestive que par la voie sous-cutanée.

Comme exemples en sens inverse, on peut signaler les sels de potasse, le curare, qui n'ont toute leur énergie toxique que par l'absorption sous-cutanée ou directe dans le torrent veineux.

Enfin, quand les poisons sont volatils, la voie d'introduction décide de leur tolérance ou de leur nocuité. S'ils peuvent s'éliminer par l'exhalation pulmonaire, ils cessent d'être nuisibles. Deux cas peuvent se présenter :

1° Le poison est introduit dans le système veineux par l'injection directe, ou par l'injection dans le tissu cellulaire, ou par l'absorption intestinale. Arrivant dans le cœur droit, puis dans les poumons, il s'exhale au dehors et ne produit plus d'effet.

2° Il est introduit par inspiration dans le poumon. Pénétrant dans le sang artériel et agissant sur les globules, dont il entrave les fonctions, il va, par le jeu du cœur gauche, porter le trouble la mort dans tous les organes, comme si on l'avait injecté directement dans le sens du courant artériel.

De même, une dose donnée de chloroforme, introduite dans l'estomac ou dans le rectum, ne produit pas autant d'effet anesthésique qu'on aurait déterminé l'absorption pulmonaire. Ainsi s'explique le danger imminent de l'inspiration des gaz et des vapeurs toxiques.

Nous venons de voir en quoi consistent l'absorption de la matière toxique et les principales conditions qui en font varier les effets. Ces phénomènes sont comme la préface de l'empoisonnement.

Voici le poison arrivé dans le sang ; il va circuler avec lui jusque dans l'intimité des tissus. C'est alors que les effets se manifestent avec leurs différents caractères, suivant la nature de l'agent vénéneux, la quantité absorbée, et toutes les autres circonstances que nous avons signalées.

Le sang peut être directement et le premier frappé par l'action du poison. Ce sont ses globules ou son plasma qui sont atteints.

On connaît le rôle important des globules rouges chargés de porter l'oxygène et... la vie à tous les éléments de l'organisme. Or, il existe des substances qui s'emparent plus vivement de ces globules, en chassent l'oxygène et coupent court à tous les échanges nutritifs ; d'où la mort, se produisant quelquefois avec une rapidité prodigieuse. Exemple : les empoisonnements par l'oxyde de carbone, l'acide cyanhydrique, le sulfhydrate d'ammoniaque, etc.

Il en est d'autres qui tuent moins vite et qui altèrent, non seulement les globules, mais toute la liqueur du sang, au point qu'avec l'altération profonde de ce liquide nourricier, la vie devient peu à peu impossible.

D'autres poisons respectent les globules, mais forment avec le plasma des combinaisons ou des mélanges qui changent les conditions du sang et, par suite, atteignent dans leur structure et leurs fonctions les tissus et les éléments anatomiques.

Chaque substance toxique a son mode et son choix de distribution. Par une sorte d'affinité élective, elle se fixe spécialement sur tel tissu, ou mieux, sur tel élément, et contracte avec lui des unions plus ou moins stables.

C'est là le principe de la *localisation* des poisons, phénomène dont l'explication est encore mystérieuse pour la plupart des cas, car, malgré les prétentions des théories physiques, vitales ou chimiques, le mécanisme producteur de l'intoxication n'est connu que pour quelques substances, notamment pour celles qui agissent sur le sang, sur les nerfs, sur la fibre musculaire, etc. A ce point de vue, on peut rattacher les poisons à plusieurs types distincts.

Une première série comprend les corps qui agissent sur le sang, soit en désoxydant les globules, soit en coagulant ou en fluidifiant le plasma. Ce sont les poisons *hématiques* : oxyde de carbone, sulfhydrate d'ammoniaque, sels acides organiques, etc.

Dans une autre série, il faut placer les corps qui déterminent des actions médicamenteuses ou toxiques, en formant avec les tissus ou les liquides animaux des composés stables et impropres aux phénomènes de la vie, quand encore ils n'entraînent pas la mortification des éléments organiques. A cette catégorie appartiennent les poisons métalliques, l'arsenic, le plomb, le cuivre, le mercure, etc. En quelques heures ces poisons métalliques ont opéré la dégénérescence graisseuse de divers organes : foie, reins.

Un troisième groupe comprend les corps qui se comportent dans l'économie, soit à la manière des ferments, soit comme

micro-organismes ou virus, donnant lieu à la décomposition de
certains éléments ou à des produits délétères. Exemple : les
myriades de spores, de germes vibrioniques qui foisonnent en
nous, les légions de microbes, les éléments figurés des virus, et
les éléments infectieux, comme la *sepsine*, etc.

Une fois engagés dans le sang et dans la trame des tissus, les
poisons, substances incompatibles avec les organes de la vie,
doivent être expulsés, sous peine de mort pour ces organes. Il
arrive cependant que pour certains poisons et suivant certaines
conditions de l'organisme, le séjour des agents toxiques peut se
prolonger impunément dans le corps plus ou moins longtemps
et en quantité plus ou moins grande. Ces phénomènes se rapportent à ce qu'on appelle la *tolérance* et l'*accumulation*.

Nous avons vu au sujet du *mithridatisme* en quoi consiste la
tolérance. Soit une substance toxique administrée dans les conditions favorables au développement de ses propriétés : si elle
ne produit pas ses effets ordinaires, cela peut dépendre de plusieurs causes, comme l'habitude, la réceptivité [1] idiosyncrasique
du sujet, son âge, ses dispositions morbides, la voie d'introduction, la présence d'agents antagonistes, etc... On sait que des
doses énormes d'opium sont restées sans effet chez des malades
atteints de névralgies, de délire nerveux, de phlegmasies ; de
même le chloral dans le tétanos.

La physiologie expérimentale a noté depuis longtemps les
différences d'action qu'exerçait tel ou tel poison suivant les
espèces animales. Ainsi, la belladone peut servir de nourriture
pendant des mois entiers au cobaye, au lapin, au rat, tandis
qu'elle est très offensive pour les carnassiers, surtout pour
l'homme. Mais si l'on vient à injecter une toute petite dose

---

[1] La *réceptivité* est le mode selon laquel l'organisme sent et agit en vertu de la
provocation dont il est l'objet de la part des stimulants externes ou internes, des
médicaments, des poisons. (Jaumes, Traité de pathologie et de thérapeutique générales, 1869.)

d'atropine dans la veine d'un lapin, on le voit bientôt mourir avec tous les phénomènes de l'intoxication atropinique.

Pour expliquer l'immunité de l'herbivore dans le premier cas, on admet chez cet animal une absorption lente et une élimination rapide et abondante. Il en serait de même pour le mouton, qu'on dit réfractaire à l'intoxication arsenicale, quand l'arsenic lui est administré avec ses herbages et va se disséminer dans la panse, le bonnet et le feuillet, cavités digestives peu aptes à l'absorption, avant d'arriver à la caillette.

Après avoir fait la part de l'insuffisance de l'absorption pendant un temps donné, dans le phénomène de la tolérance, nous devons parler, au moins sommairement, des effets très différents qui dérivent de l'*accumulation*. C'est là une question qui intéresse au plus haut point le thérapeutiste. L'expérience a appris que certaines substances médicamenteuses ou toxiques peuvent, quand elles sont données à petites doses répétées, s'emmagasiner, s'entasser dans l'économie, et produire des effets terribles et inattendus. L'accumulation dont il s'agit peut dépendre, soit de la nature des agents employés, — il en est qui se prêtent difficilement à l'élimination, — soit de l'altération des organes éliminateurs dont la fonction est nécessairement en défaut. Prenons pour exemple la digitale : 25 centigram. de poudre de feuilles de digitale pris en macération chaque jour, commencent à produire, au bout de sept à huit jours, des effets toxiques qui s'expliquent par ce fait que l'accumulation l'a emporté de beaucoup sur l'élimination.

Le résultat serait analogue si les organes qui président à l'élimination du poison ne pouvaient fonctionner à raison d'une altération morbide. On connaît tout le danger des opiacés, du salicylate de soude, de la strychnine... pris à doses répétées ou même progressives, lorsqu'une lésion des reins (surtout la maladie de Bright) n'en permet plus l'élimination par cette voie.

La question de l'*élimination* joue un grand rôle en toxicologie comme en thérapeutique. Quelles sont les voies d'élimination ?

Sous quel état les matières toxiques sont-elles éliminées ? Quelle est la durée de cette élimination ?

1° Voies d'élimination. — Une fois introduit dans le corps, le poison peut se trouver encore en totalité ou en partie dans l'estomac, ou bien il a déjà passé par l'absorption et par la circulation jusque dans la profondeur des tissus.

Dans le premier cas, le vomissement provoqué, soit par le contact du poison, soit par quelque moyen artificiel, représente un mode éliminatoire qui n'est qu'une véritable expulsion. Il en est de même lorsqu'on provoque des évacuations alvines par quelque agent purgatif: le mouvement diarrhéique peut entraîner au dehors une quantité plus ou moins grande de la substance vénéneuse.

Quand le poison est engagé et diffusé dans toute l'économie, les véritables voies d'élimination sont les reins, la surface pulmonaire, les glandes salivaires, hépatique, etc., les muqueuses en général, et enfin la peau.

C'est par les reins que s'éliminent spécialement les substances fixes, cristalloïdes, les alcaloïdes, les sulfates alcalins, la plupart des métaux...

Les substances gazeuses et volatiles : oxyde de carbone, acide cyanhydrique, acide sulfhydrique, une partie de l'éther, du chloroforme, de l'alcool, etc., ont pour voie d'élimination l'appareil respiratoire. L'odeur de l'haleine des personnes empoisonnées dénote quelquefois la nature du poison employé.

A leur tour, les glandes favorisent l'issue de tel ou tel toxique. On connaît la spécialité d'élimination des glandes salivaires, lacrymales, au sujet de l'iode ; le rôle éliminateur du foie, quand il s'agit de poisons métalliques, les mercuriaux en particulier. Seulement il est à remarquer que le véhicule éliminateur, comme la salive, la bile, est destiné à rentrer dans le tube digestif et à y subir une nouvelle absorption. Il s'agit donc ici d'une élimination incomplète et partielle.

Enfin la peau représente une vaste surface d'élimination pour les substances toxiques, comme l'arsenic, la plupart des composés métalliques, l'alcool, etc.

Quant à expliquer l'*électivité* des voies d'élimination pour tel ou tel toxique, tous les efforts des expérimentateurs n'ont abouti qu'à des hypothèses que nous n'avons pas à rappeler.

2° Sous quel état le poison est-il éliminé ? — La science n'est pas non plus très avancée sur ce point. Tantôt les poisons sont éliminés en nature, tantôt ils subissent des métamorphoses.

Ceux qu'on retrouve en nature dans les divers produits d'élimination se rapportent surtout à la classe des poisons métalliques, comme les sulfates, les chlorates, les carbonates, les phosphates, etc., des divers métaux, et aussi à la classe des alcaloïdes ou bases végétales, comme la morphine, la strychnine, la nicotine et même la quinine. De même l'oxyde de carbone, l'acide cyanhydrique, le chloroforme, l'éther, s'éliminent en nature.

Les autres agents d'intoxication sont détruits, dissociés, réduits ou métamorphosés. Nous n'énumérerons pas les transformations que subissent ces diverses substances dans leur passage à travers l'organisme. On en trouve des tableaux plus ou moins concordants dans les Traités de toxicologie.

3. Combien de temps dure l'élimination? — On est loin d'être fixé, même approximativement, sur le temps nécessaire à l'expulsion totale des divers agents de la matière toxique, et cependant le toxicologiste aurait souvent grand intérêt à le savoir, par exemple quand il s'agit de décider si le toxique qu'il dégage dans ses manipulations provient encore d'une médication antérieure ou d'un empoisonnement criminel.

En général, la durée de l'élimination spontanée varie suivant la nature et la dose du toxique. Elle varie aussi, comme l'absorption

elle même, selon certaines conditions physiologiques ou pathologiques du sujet, selon les aptitudes des espèces animales, les
carnassiers éliminant plus vite que les herbivores. Faut-il admet-
tre cette loi de M. Chatin en vertu de laquelle *la promptitude
d'élimination chez les divers animaux serait en raison inverse de
la faculté de résister aux poisons?*

Quoi qu'il en soit, on sait, depuis Orfila, que l'arsenic, les mercuriaux et certains poisons métalliques demandent plusieurs
semaines pour s'éliminer, tandis que l'élimination des divers
alcaloïdes de l'opium, commençant immédiatement après l'ingestion, serait complète après trois jours. Le nitrate de potasse
a disparu de l'urine après vingt-quatre heures.

Après les poisons chez les vivants, il ne faut pas oublier les
poisons chez les morts. La présence des matières toxiques dans
les cadavres peut persister après une inhumation plus ou moins
longue. Pendant les phénomènes de la putréfaction, certains
poisons disparaissent : acides végétaux ; d'autres résistent : métaux, bases végétales ; d'autres prennent naissance : comme les
ptomaïnes. Le séjour des poisons pendant la vie des sujets nous
conduit à jeter un coup d'œil sur leur présence après la mort,
dans les cadavres inhumés depuis plus ou moins longtemps.

La toxicologie se préoccupe de cette question dans les recherches cadavériques ; mais les difficultés qui s'y rattachent
seraient singulièrement diminuées si la *crémation* venait à l'emporter comme usage général contre l'inhumation traditionnelle
des morts. Sans nous arrêter à la discussion de ce sujet tout pal-
pitant d'actualité, il nous suffit de faire remarquer que l'incíné-
ration ne laisserait constater dans les cendres que les poisons
qu'elle ne détruit pas complètement, comme le cuivre, le plomb,
tandis que les poisons qu'elle fait disparaître représentent la
classe la plus nombreuse et la plus usuelle des agents toxiques,
les uns d'origine organique, les autres d'origine minérale, comme

l'arsenic, le phosphore, le sublimé corrosif ; en deux mots, les poisons de composition instable et ceux qui se volatilisent par la chaleur.

Pour parer à ces objections, on a bien dit que la loi sur la crémation devrait exiger l'autopsie préalable du cadavre et l'analyse chimique de ses organes essentiels ; mais qui ne voit combien ces expertises banales, sans indications déterminées et devenant de jour en jour plus nombreuses à mesure que la crémation se vulgariserait, offriraient d'inconvénients et de difficultés ! Ajoutons qu'il en surgirait un véritable danger social en faisant luire aux yeux des criminels des espérances d'impunité, quand ils n'auraient plus à redouter qu'une poignée de cendres à jamais muettes et si faciles à disperser.

Traitement. — On comprend que nous ne puissions ébaucher ici que les indications générales du traitement des intoxications. Étant donné un empoisonnement quelconque, il faut chercher à remplir les indications suivantes : 1° Expulser la matière toxique de la cavité intestinale, du fond d'une plaie, etc.: les vomitifs, les purgatifs, les détersifs, sont tout indiqués ; — 2° Retarder, empêcher l'absorption du poison. Pour cela, chercher à convertir en composés insolubles le poison ou bien l'arrêter par des ligatures: on connaît les antidotes qui produisent cet effet dans les cas d'empoisonnement par l'arsenic, le phosphore, la plupart des alcaloïdes; — 3° Quand le poison diffusé dans l'économie entière produit ses effets caractéristiques, combattre les symptômes par des substances spéciales, par des agents capables d'effets contraires, en attendant qu'on connaisse des antagonistes directs ; — 4° Hâter et favoriser l'élimination par toutes les médications évacuantes, diurétiques, diaphorétiques, etc.

CLASSIFICATION. — De tout temps, on a cherché à classer les poisons, à les ranger dans des groupes distincts d'après leurs principaux caractères ; mais il est aussi difficile de classer les poisons que de les définir. En effet, s'il est vrai qu'une même substance peut, selon les circonstances, être tour à tour matière indifférente, aliment, médicament ou poison, il est également vrai que tel ou tel poison peut, suivant les phases de son action, figurer parmi les corrosifs, les narcotiques, les hématiques, les musculaires.

Quoi qu'il en soit de ces diverses classifications, dont aucune ne peut résister à la critique, nous devons rappeler sur quelles bases elles se sont appuyées.

Tantôt c'est l'origine, la provenance des trois règnes de la nature : poisons minéraux, végétaux, animaux (Plenk, 1785) ;

Tantôt l'état physique : poisons solides, liquides, gazeux (Mahon, Anglada) ;

Tantôt la composition chimique et les effets généraux : poisons chimiques, dynamiques (Anglada, 1835); poisons irritants, narcotiques, narcotico-âcres, septiques (Orfila, Tardieu, etc.) ;

Tantôt enfin l'action spéciale sur tel ou tel élément anatomique : poisons hématiques, nerveux, musculaires, etc. (Taylor, Magendie, Claude Bernard, Rabuteau).

La discussion de toutes ces classifications systématiques ne nous conduirait qu'à constater une fois de plus leurs défauts et leurs inconvénients : la moins imparfaite de toutes, qui a pour elle la supériorité d'une méthode et d'un principe, est évidemment celle dans laquelle chaque agent toxique, réduit à sa constitution la plus élémentaire, serait placé avec ses similaires et ses analogues d'après son action sur tel ou tel élément anatomique. Ex. : curarine et fibres motrices des nerfs, nicotine et fibres contractiles des muscles, etc.; oxyde de carbone et hémoglobine. La classification proposée par M. Rabuteau se rapproche le plus de notre idéal, et nous la reproduisons ici, en attendant les modifications que lui apporteront les progrès de la science.

CLASSES.		
I. **HÉMATIQUES.**	Agissant spécialement sur les globules rouges, ou *poisons globulaires*	Oxyde de carbone. Acide cyanhydrique. Acide sulfhydrique et sulfhydrate d'ammoniaque. Composés du sélénium et du tellure. Phosphore. Arsenicaux. Alcooliques.
	Agissant sur les globules et le plasma, ou *poisons* plasmiques.	Nitrites et vapeurs nitreuses Sels d'argent injectés dans les veines. La plupart des sels métalliques (à doses faibles et continues).
II. **NEUROTIQUES.**	Abolissant les fonctions des nerfs moteurs. 1° *Paralyso-moteurs.*	Curare. Fève de Calabar. Aconitine. Cicutine.
	Exagérant le pouvoir réflexe. 2° *Spinaux.*	Strychnine M'boundou, Oxygène comprimé, Cantharides, etc.
	Agissant sur les éléments du cerveau et de la moelle épinière. 3° *Cérébro-spinaux.*	Chloroforme. Ether. Opium.
III. **NÉVRO-MUSCULAIRES**		Solanées vireuses. Digitale. Antimoniaux.
IV **MUSCULAIRES**		Acide carbonique. Inée. Vératrine. Sels de potassium. Sels de baryum. Cuivre. Zinc. Cadmium. Etain. Plomb. Mercure, etc.
V. **IRRITANTS OU CORROSIFS**		Acide sulfurique. — azotique. — chlorhydrique. — fluorhydrique. — oxalique. Potasse. Soude. Ammoniaque. Sulfures alcalins. Iode. Brome. Chlore, etc.

SECONDE PARTIE

MATIÈRE TOXIQUE AUX DIVERSES PÉRIODES DE L'HUMANITÉ

Comme pour beaucoup d'autres choses, tout est obscurité et confusion quand il s'agit de retrouver la première apparition de la matière toxique sur la terre.

Des *temps préhistoriques*, rien, à cet égard, ne nous est parvenu. Et cependant, par les échantillons d'ustensiles et d'armes que nous trouvons depuis quelque temps gisant dans les cavernes et les cités lacustres, nous avons toute une révélation de ces périodes mille fois séculaires qui ont précédé l'histoire ; nous assistons aux premiers essais, aux ébauches progressives de l'industrie humaine ; nous surprenons l'homme primitif, barbare et anthropophage, tout entier à la lutte contre ses sembla·bles et contre les animaux. Mais le toxicologiste n'y trouve absolument rien à enregistrer. Et en effet, pour qui mangeait brutalement son ennemi, à quoi bon le poison, cette arme de la ruse et des civilisations raffinées ?

Il n'en est pas de même des temps fabuleux : leurs fictions sont pleines des prouesses et des méfaits de certaines substances douées de vertus magiques, merveilleuses ou funestes, les unes capables d'opérer les plus étranges métamorphoses, de rendre la jeunesse et même la vie ; les autres de donner la maladie et la mort.

Les dieux eux-mêmes possédaient des matières toxiques dont ils faisaient présent aux mortels qu'ils voulaient favoriser dans les combats. A cette époque déjà, la tradition était que tout ce qui est toxique sur la terre, — animaux venimeux, plantes vénéneuses, poison, peste, — est sorti du sang des Titans écrasés par Jupiter, ou bien du sang de Méduse, dont Persée avait tranché la tête. Sans faire revivre toutes les allégories mythologiques où le poison joue un rôle, nous rappellerons quelques traits des tristes célébrités qui ont commencé les ténébreuses annales de la magie et de l'empoisonnement.

C'est d'abord Hécate, reine de Colchos, qui, s'étant rendue savante dans l'art des enchantements et des poisons, avait exercé ses deux filles, Médée et Circé, au maniement de ces horribles substances. Elle les essayait sur les étrangers qu'elle admettait à sa table. Son père lui-même avait été sa première victime.

Médée remet à Jason, le chef de l'expédition des Argonautes, *des herbes enchantées* pour assoupir le monstre qui gardait la Toison d'Or. Le trésor enlevé, elle part avec le ravisseur, et, en abordant en Crète, elle empoisonne le roi de cette île qui leur refusait l'hospitalité.

En Thessalie, elle ranime Éson, que Pélias a fait empoisonner avec du sang de taureau. Plus tard, c'est à l'infidèle Jason qu'elle adresse en vain ses charmes magiques ; après quoi, elle fait périr ses propres enfants. Puis, pour se venger d'une rivale, elle lui envoie une robe empoisonnée, comme celle du centaure Nessus, et qui la fait périr dans d'horribles tourments. Enfin, devenue l'épouse de Thésée, roi d'Athènes, elle essaie encore de venger l'affront d'une infidélité par l'emploi d'une substance vénéneuse qu'on dit avoir été l'aconit, mais qui ne réussit point sur le héros.

Quant à sa sœur Circé, plus habile qu'elle encore à préparer les perfides breuvages, c'est dans l'ODYSSÉE que nous trouvons le récit poétique des enchantements et des scélératesses attribués par l'antiquité à cette séduisante magicienne. Mariée au roi des Scythes, elle empoisonne son époux et règne à sa place ; mais bientôt ses cruautés la font expulser du trône, et, après avoir erré sur les mers, elle vient débarquer avec quelques compagnes à l'île d'Ischia (Italie) ; c'est là que vingt des compagnons d'Ulysse, envoyés à la découverte, ont l'imprudence de s'asseoir à sa table et de boire à la coupe enchantée où elle a versé des sucs mystérieux qui troublent l'esprit et font oublier la patrie. A peine ils ont bu que, les frappant d'une baguette, Circé les change en pourceaux et les renferme dans une étable.

Un seul d'entre eux, qui avait eu assez de prudence pour résister aux charmes de l'enchanteresse, vint avertir Ulysse. Le héros prend ses armes et accourt pour délivrer ses compagnons. Sur le chemin, Mercure lui fait présent d'une plante[1] dont la vertu doit le mettre à l'abri de tout maléfice.

Il lui donne en outre le conseil suivant : « Aussitôt que Circé te frappera de sa baguette, tire ton glaive acéré, fonds sur elle comme si tu brûlais de l'immoler ; saisie de crainte, elle t'invitera à partager sa couche : ne refuse pas l'amour d'une déesse, afin qu'elle délivre tes compagnons et te secoure dans ta détresse ; mais d'abord ordonne-lui de prononcer le grand serment des Immortels, de peur qu'elle ne te tende d'autres pièges et que, au moment où elle te verra dépouillé de tes vêtements, elle ne te prive de la force et de la virilité[2]. »

Ulysse, fidèle aux recommandations de Mercure, parvient à for-

---

[1] « Les dieux l'appellent *Moly* ; sa racine est noire et sa fleur blanche comme le lait. Les mortels l'arrachent difficilement à la terre, mais tout est facile aux dieux. » — *Odyssée*, chant V, vers 304 et suiv.

[2] *Odyssée ; loc. cit.*

cer la magicienne de rendre, et même malgré eux, ses compagnons à leur forme première. Circé opère ce prodige en les frottant d'un baume salutaire qui fait tomber aussitôt les longues soies qu'avait fait croître le premier breuvage.

Après quoi le sage Ulysse, ne songeant plus à Ithaque, s'oublia auprès de la déesse pendant une année entière. — Plus tard, Circé trouva sa fin dans ses propres breuvages.

Ses regards et ses charmes exerçaient sur les voyageurs une fascination irrésistible. Au moyen d'un philtre magique, elle les endormait ; avec un autre, elle les réveillait. Vinrent deux frères : l'un fut plongé dans l'assoupissement ; le second feignit de dormir, puis il força la magicienne de boire la préparation funeste, et avec la liqueur bienfaisante il ranima son frère.

Évidemment, on ne saurait prendre à la lettre les fictions des poètes et des autres historiens de Circé ; mais quel fond de vérité peut se cacher sous ces fables ? On sait que par l'effet de certaines plantes prises même à doses non mortelles, l'homme peut être jeté dans les hallucinations les plus étranges : il se croit transformé en pierre, en arbre, en animal, en monstre.

Au nombre de ces plantes, sont la jusquiame (ὗς *porc*, κύαμος *fève*), la mandragore (vulgairement *herbe de Circé*), le stramonium, la belladone, le pavot, le chanvre indien, et d'autres encore. C'est sans doute au suc de quelques-unes d'entre elles que les antiques magiciennes ont emprunté les propriétés de leurs enivrants et perfides mélanges.

D'après Homère, au dire de Pline (liv. XXV, chap. ii), c'est de l'Égypte qu'est venu à la Grèce l'art de préparer les poisons. La fameuse Hélène possédait des recettes qu'elle tenait de l'Égyptienne Polydamna (Poudre de Népenthès...).

En Éthiopie comme en Égypte, le pouvoir était aux mains des prêtres et des rois. L'autorité du temple l'emportait souvent sur celle du trône, et quand les prêtres envoyaient aux rois l'ordre de mourir, ceux-ci, selon Diodore de Sicile, se couchaient sur une espèce d'herbe qui procurait un doux sommeil dont on ne se réveillait plus. Quant aux sacrilèges qui, initiés aux mystères de l'art sacré, venaient à trahir leurs serments, ils étaient condamnés à la *peine du pêcher* [1], c'est-à-dire à l'énergique poison que renferment les feuilles et les fruits de cet arbre, poison qui, à l'état concentré, représente une certaine dose *d'acide prussique*.

Enfin, d'après Avicenne, les rois d'Égypte ont pratiqué les premiers l'espèce d'empoisonnement qui consiste à *nourrir une femme avec du poison avant de l'envoyer à un ennemi*. Nous reviendrons sur ce point.

Moïse, élevé dans la science et les mystères des Égyptiens, purifia, après sa sortie de la terre des Pharaons, les doctrines néfastes établies de son temps et dont on retrouve les vestiges dans les prodiges opérés par la verge d'Aaron et répétés par les enchanteurs de l'Égypte. Le grand législateur ordonna, sous des peines sévères [2], de renoncer à ces pratiques d'enchantements et de sortilèges.

Comme dernier reste toxicologique de la tradition égyptienne chez le peuple Hébreu, nous signalerons l'emploi des *eaux amères*, dont se servaient les prêtres juifs pour punir l'adultère, ce qui rappelle le *poison* du pêcher imposé aux sacrilèges des bords du Nil.

Dès la plus haute antiquité, les petites peuplades, fixes ou nomades, se faisant continuellement la guerre, ont dû chercher à rendre plus redoutables leurs faibles armes ; c'était l'affaire et le secret des chefs de tribus ; chacun avait sa manière d'imprégner les armes de substances vénéneuses : avec celles-ci, un ennemi blessé était voué à la mort. Ce sont donc les chefs

[1] Hochfer ; d'après Dutheil, auteur d'un Dictionnaire des *Hiéroglyphes*.
[2] *Deutéronome*, chap. XVIII, vers. IX et suiv.

des peuples qui ont été les premiers empoisonneurs. De notre temps encore, cette coutume existe dans les hordes sauvages : on connaît leurs flèches empoisonnées. Heureusement, chez les nations civilisées, il s'est fait un progrès humanitaire. Aujourd'hui, le canon est l'*ultima ratio regum*.

L'astucieux Ulysse n'en était pas encore là. N'ayant pu obtenir du roi d'Épire un peu de poison pour armer ses flèches, il en reçut de Jupiter, par l'entremise de Minerve, et devint dès lors très redoutable pour ses ennemis.

Dans la fable grecque, les flèches d'Hercule ont joui d'une célébrité sans pareille. Le demi-dieu les avait trempées dans le fiel de l'hydre de Lerne. Frappé par l'une d'elles, le centaure Nessus expira dans d'affreux tourments. Sa robe, teinte du sang de la blessure, devint également fatale à tous ceux qui la revêtaient. Hercule lui-même eut l'imprudence d'en faire usage ; Déjanire la lui avait envoyée pour le ramener à elle. Le héros, pour échapper aux atroces douleurs que lui causait cette tunique, ne trouva rien de mieux que de se jeter dans les flammes d'un bûcher où il périt.

Philoctète, héritier des flèches terribles, avait juré à Hercule de garder le secret de sa sépulture ; mais sollicité par les Grecs, qui, d'après l'oracle, ne pourraient prendre Troie qu'avec le secours de ces flèches, il frappa du pied l'endroit où il avait inhumé le héros et ses armes. Par une punition des dieux et pendant que la flotte faisait voile pour Troie, l'imprudent Philoctète laissa tomber un de ces traits sur le pied révélateur ; soudain, il s'y forma une ulcère si fétide et de si mauvais augure, qu'on abandonna le blessé avec ses armes dans l'île de Lemmos. Dix ans après, Ulysse vint le chercher pour terminer le siège. Ce fut en effet avec une de ces flèches que fut tué Pâris, ce qui entraîna la chute de la ville. Quant à Philoctète, il finit par guérir de son horrible mal, grâce aux soins de Macaon, si vanté par Homère comme chirurgien du camp des Grecs.

Longtemps avant la prise de Troie, avant même l'époque de
la civilisation égyptienne, d'autres peuples de l'extrême Orient,
les Indous, les Chinois, les Assyriens, avaient connu la science
et la pratique des poisons : c'est une opinion incontestée ; mais
les documents historiques font défaut pour donner une exactitude rigoureuse aux recherches entreprises à cet égard ; on ne
peut que faire des conjectures d'après les lois et les coutumes
dont la tradition nous a conservé les vestiges.

Il existe en Chine un livre appelé *Si-Yuen*, le plus ancien des
livres, qui est un recueil de beaucoup de secrets utiles à l'État
et qui reste exclusivement dans les mains du prince. Les mis-
sionnaires n'ont pu en traduire que quelques fragments, et ils
prétendent qu'au point de vue de la matière toxicologique qui y
est contenue, il ne serait pas prudent de faire connaître le livre
tout entier à l'Europe.

Au dire de ces interprètes [1], il n'est pas de ruses ni d'artifices qui n'aient été mis en œuvre contre le savoir des empoisonneurs ; mais les plus experts en la matière étaient évidemment
les souverains, qui se perfectionnaient par l'étude des poisons
sur les condamnés à mort. Cette science, enveloppée de mysté-
res, leur servait à la fois d'instrument pour leur pouvoir despo-
tique et de sauvegarde contre les attentats qui pouvaient les
atteindre.

Chez les Indous, au rapport d'Aristobule et de Strabon [2], une
loi portait la peine de mort contre celui qui avait fait connaître
un poison sans indiquer l'antidote ; elle accordait au contraire
une récompense à quiconque avait découvert l'un et l'autre.

Un peuple voisin de l'Indus, les Orites, en guerre avec
Alexandre, se soumirent à ce prince dès que celui-ci eut découvert la plante qui neutralisait le poison de leurs flèches.

---

[1] *Mémoires* concernant l'histoire, les sciences, les usages des Chinois. Paris, 1779.
[2] Strabon, liv. XV, pag. 694.

On dit aussi que chez d'autres peuples riverains de l'Hydaspe, une loi forçait les femmes à se brûler sur le bûcher de leurs maris. C'était sans doute une mesure préventive contre les empoisonnements, qui leur auraient permis de convoler à d'autres noces [1].

Les rois de Pergame, mieux connus sous le nom d'Attales, avaient fait, au dire de Galien leur compatriote, une étude approfondie des poisons et des contre-poisons en expérimentant sur des criminels. Le savant médecin a oublié de nous faire connaître dans quel but ils avaient pris tant de peine et quel usage ils faisaient de cette science. Assurément, ce n'était pas pour le bonheur de leur peuple.

Chez les Mèdes, issus du fils de Médée, les traditions toxicologiques ne s'étaient pas perdues. Xénophon nous apprend qu'à la cour de Cyrus [2] une coutume fort ancienne vivait encore : c'était que le roi ne touchait à sa coupe qu'après que l'échanson en avait bu lui-même une certaine portion versée dans sa main. L'auteur de la *Cyropédie* ajoute qu'on habituait des enfants, dès leur bas-âge, à connaître les propriétés des plantes, afin de s'en servir ou de s'en abstenir, suivant qu'elles sont salutaires ou nuisibles ; mais déjà, sous Cyrus, ces connaissances ne servaient plus qu'à faire le plus mal de possible, au point que nul pays ne comptait plus d'empoisonnements [3].

C'est à propos des blessures faites par les armes empoisonnées et des morsures de bêtes venimeuses, qu'il faut dire un mot des Psylles (ψυλλος, *puce*) ou suceurs de plaies, répandus déjà chez les Chinois et les Égyptiens, célébrés par Homère sous les murs de Troie, et qu'on retrouvait encore dans nos

[1] Strabon ; *loc. cit.*
[2] Cyrus était devenu roi des Mèdes et des Perses
[3] Xénophon ; *Cyropédie*, liv. VIII, chap. VIII.

régiments français jusqu'à la fin du xvııı° siècle, au dire de Percy, une des gloires de notre chirurgie militaire.

La succion des plaies envenimées fut pratiquée de tout temps et chez tous les peuples.

Des personnes habiles ou dévouées se chargeaient de l'opération ; mais les plus renommés en cet art furent les Psylles, espèces de nomades venus on ne sait d'où, la plupart de la Lybie, et qui enveloppaient leurs pratiques de signes mystiques, d'invocations religieuses et de toutes sortes de jongleries, faisant croire que leurs regards domptaient les serpents et que leur salive neutralisait les venins. Mais Celse [1], après Ménandre, les avait jugés bien autrement : « A défaut de ventouse, dit ce grand médec'n du commencement de l'ère chrétienne, il faut confier à quelqu'un la succion de la plaie empoisonnée. Certainement les Psylles n'ont pas, sur ce point, plus de science que les autres hommes ; mais ils ont une audace que l'expérience même accroît encore, car le venin des serpents, de même que celui des flèches de chasse, dont les Gaulois principalement se servent, ne nuit point quand il est introduit par la bouche, mais seulement quand il est déposé dans une plaie. Aussi mange-t-on la vipère en toute sûreté ; mais sa morsure est funeste. On peut même, lorsqu'on a engourdi ce reptile, ainsi que le font les opérateurs par le moyen de certaines drogues, mettre impunément le doigt dans sa gueule : sa salive n'a rien de nuisible si l'on n'a pas été mordu. Ainsi donc, celui qui à l'exemple d'un Psylle sucerait ces sortes de plaies, le ferait sans aucun risque et sauverait le malade. Mais avant, il faut qu'il soit bien sûr de n'avoir aucune ulcération aux gencives, au palais, ou à toute autre partie de la bouche [1]. »

Mais les agents toxiques, si bien utilisés par les despotes, et

[1] Celse : *De re medica*, liv. V, sect. XXVII, pag. 291, traduction de Fouquier et Ratier, 1824.

quelquefois contre eux par la vengeance du peuple, si recherchés par les guerriers pour envenimer leurs armes et pour empoisonner les sources et les fontaines des ennemis, servaient aussi
d'instruments officiels de mort dans certaines législations. À
Athènes, on faisait boire aux condamnés une tasse de ciguë.
On sait que tel fut le sort de Socrate. Avec ce narcotique, qui
engourdit le patient et amène insensiblement la mort, on épar-
gnait à la délicatesse du peuple athénien le spectacle des convulsions et des horreurs de l'agonie qui accompagnent les autres
genres de supplice.

L'État était le dépositaire et le dispensateur du poison ; l'on
ne pouvait en faire usage sans son autorisation. Quiconque voulait se suicider, était tenu de faire connaître ses motifs, et, si on les
trouvait valables, on lui distribuait une tasse de ciguë. La même
coutume existait à Marseille, colonie phocéenne, qui avait apporté
de l'Orient cette tradition au moyen de laquelle étaient sauve-
gardés les droits de la famille après le décès de son chef.

À Milet, on n'arrêta une épidémie de suicide qui avait envahi
les Millésiennes, qu'en déclarant que toute femme qui s'empoisonnerait serait exposée toute nue sur la place publique.

Rappelons que Thémistocle, transfuge de son pays et réfugié
auprès d'Artaxercès, préféra s'empoisonner plutôt que de porter les armes contre sa patrie. Le poison dont il se servit fut, dit-
on, du sang putréfié de taureau. Malgré les dénégations de Voltaire, la septicité du sang corrompu ne fait plus aucun doute, surtout depuis les expériences de M. Davaine.

Alexandre le Grand a eu aussi à compter avec le poison en
deux fois différentes : la première lorsque, averti par une dénon-
ciation que le breuvage qu'il devait prendre des mains de son
médecin Philippe était empoisonné ; il l'avala tout d'un trait
sans hésitation. La seconde fois, il fut moins brave : une jeune
fille d'une rare beauté lui avait été envoyée par des chefs indiens
qui l'avaient nourrie de substances vénéneuses, à doses pro-

gressives. A ses yeux, *étincelants comme ceux des serpents*, un Macédonien devina la perfidie et dit secrètement au roi : « C'est la mort qu'elle vous apporte ». On ajoute en effet que ceux qui eurent commerce avec cette jeune fille périrent empoisonnés.

L'empoisonnement a souvent fait les frais d'une ruse de guerre. On se rappelle le fait de Cyrus raconté par Hérodote : « Étant en guerre contre les Massagètes, peuplade scythe peu habituée à la bonne chère, Cyrus fit préparer dans son camp un immense repas avec des viandes, des gâteaux et du vin à profusion ; puis il s'éloigna, ne laissant à la garde du camp qu'une poignée d'hommes. Les Massagètes, y ayant pénétré, se ruèrent sur les mets préparés et s'abandonnèrent à toute leur intempérance. Les Perses, revenant alors, massacrèrent ces ennemis plongés dans l'ivresse et le sommeil.

À la même ruse, Annibal ajouta le poison. Dans une de ses expéditions contre une tribu africaine dont la passion pour le vin lui était connue, il mêla à cette boisson de la mandragore, et, après un léger combat, la nuit, il feignit de battre en retraite. Les ennemis s'étant emparés du camp, le pillèrent et burent avec avidité le vin empoisonné, dont ils ne tardèrent pas à ressentir les effets. Ceux qui n'en moururent pas, couchés sur le sol ivres et stupéfiés, furent tous égorgés au retour offensif d'Annibal.

Dans les guerres antiques, le *Droit des gens* n'existait pas, et c'était à qui empoisonnerait ce qui servait à l'alimentation et à la boisson de l'ennemi.

Plus tard, les Turcs ne se firent aucun scrupule de mêler du poison au poivre qu'ils envoyaient du Levant dans les ports de l'Europe, comme aujourd'hui les Anglais se croient dans leur droit — le droit du plus fort — de continuer à vendre aux Chinois l'opium qui les voue au morphinisme.

Qu'on nous permette encore de rappeler ici un des principes de la morale de Machiavel. D'après ce consciencieux auteur, « un prince doit être moitié homme moitié bête féroce, et par la ruse ou la force savoir à propos se défaire de quiconque lui porte ombrage [1] ». L'histoire toxicologique nous montre que les princes n'ont pas abusé de leur première moitié.

La matière toxique, aux temps anciens que nous venons de parcourir, s'employait à plusieurs fins. Nous en avons vu les usages criminels et homicides ; il nous faut maintenant rappeler son intervention dans les rites des mystères antiques et même dans les pratiques mondaines ; nous voulons parler des breuvages enchantés, des *philtres* (φιλεω, j'aime), qui ont joué un si grand rôle dans les civilisations grecque et romaine, et plus tard en Italie et en France.

Depuis la coupe de Circé jusqu'aux philtres d'amour que nous apporta la florentine Catherine de Médicis et qu'on retrouve encore en vogue à la cour de Louis XIV, combien de faits étranges, combien d'anecdotes scandaleuses ou sinistres n'aurions-nous pas à citer ? Il faut nous restreindre. La seule remarque générale que nous voulions consigner, c'est que, dans ces longs siècles, le poison a toujours hanté le philtre ; c'est que, au moindre besoin, le magicien était empoisonneur.

Les *Mystères* de la Grèce, dans les temples de la Samothrace, d'Éleusis, etc., faisaient grand usage des liqueurs enchanteresses. Celles-ci produisaient chez les catéchumènes, déjà énervés par le jeûne et les exercices préparatoires, des visions merveilleuses, des hallucinations singulières. Les rêves les plus délirants les transportaient dans le monde des chimères, où tout se transfigurait et leur apparaissait comme de saisissantes réalités [2].

[1] Machiavel ; *Le Prince*.

[2] On connaît l'histoire de *l'Ordre des assassins*; voici comment un cheik de Syrie forma cette secte sanguinaire, qui obéissait aveuglément à ses volontés : Dans des jardins délicieux et peuplés de ravissantes jeunes filles, il invitait les plus robustes et les plus résolus des jeunes gens du pays; puis, il les enivrait à l'aide d'un breuvage dont seul il avait le secret.

Sous l'influence de la magique liqueur, ces jeunes gens se trouvaient transpor-

C'est de l'initiation aux mystères sacrés que l'usage des philtres paraît s'être propagé dans les mains des faiseurs de prodiges, des magiciens, et surtout des sorcières, qui, connaissant à l'avance les effets qu'ils devaient produire, les prédisaient à coup sûr ; d'où la croyance du public à leur talent de divination, à leur commerce avec les pouvoirs occultes, à leur influence surnaturelle.

Parmi ces préparations enivrantes, toujours un peu vénéneuses, il s'en trouvait dont l'usage interne ou seulement externe pouvait transformer les hommes en bêtes, en plantes, en toute espèce de choses ; on le croyait du moins. Les *Métamorphoses* d'Apulée, d'Ovide et d'autres poètes en ont consacré maints exemples. Citons la fable de la sorcière Pamphile : A l'aide d'un certain liniment, elle se changeait en oiseau pour se rendre auprès de l'objet de sa tendresse, et elle reprenait sa forme en mangeant des roses.

Mais tous les onguents de Pamphile n'avaient pas les mêmes vertus. Un certain Lucius, désireux de devenir oiseau et s'étant,

---

tés dans les rêves d'un monde fantastique, au milieu des voluptés ineffables que le Prophète réserve à ses élus.

Avant l'ivresse et au réveil, ils avaient pu les goûter en réalité avec les houris terrestres dont le *Vieux de la Montagne* les avait entourés.

De toutes ces impressions mêlées, il résultait en eux un sentiment d'enthousiasme et de dévouement fanatique, qui les rendait prêts à sacrifier leur vie pour la propagation de la foi et à obéir aveuglément au lieutenant du Prophète.

Le *Haschis* avait opéré cette merveille. C'est en effet du mot *Haschis* que, d'après Sylvestre de Sacy et de Hamer[2], dérive le mot *assassin*, les Arabes désignant sous le nom de *Haschischin* les fidèles employés par le Vieux de la Montagne pour l'exécution de ses ordres sanguinaires.

[1] Sylvestre de Sacy : Mémoire sur la dynastie *des assassins* et sur l'origine de leur nom. Séance publique de l'Institut, 7 juillet 1809.

[2] De Hamer : Histoire de l'*Ordre des assassins*, trad. de l'allemand. Paris, 1833.

Lamartine, dans *Raphaël*, pag. 101, fait allusion à cette « exaltation produite par les houris d'Orient qui préparent de jeunes séides au martyre par la volupté.

à l'insu de la sorcière, frictionné avec une de ses drogues, fut changé en âne.

C'est le fameux *âne d'or* d'Apulée, qui, tout en ayant conscience de son état, fut promené à travers les aventures les plus grotesques et ne reprit sa forme que le jour où par hasard il vint à brouter des roses.

Rien de plus ancien et de plus répandu que la croyance à la *lycanthropie* (homme changé en loup), à la *zoanthropie.... en d'autres animaux). Ces métamorphoses se produisaient avec la plus grande facilité sous l'influence de certaines substances, lesquelles portent le trouble et le délire dans l'esprit, une espèce d'aliénation mentale tournée au genre d'hallucinations dont il s'agit, et qu'on voit si souvent dans nos maisons d'aliénés.

Ajoutons que ces breuvages, d'une puissance si bizarre, ont été souvent malfaisants et meurtriers.

Pour prévenir ou combattre l'effet des poisons, on a cru pendant longtemps à un art secret qui se flattait de posséder des remèdes ou des antidotes infaillibles. La vérité est que cet art n'a jamais rien eu de réel. La fameuse plante *Moly*, présent des dieux à Ulysse, n'a plus été retrouvée. Hippocrate, qui a recueilli tous les trésors médicamenteux amassés avant lui, n'en parle pas : il n'aurait pas laissé perdre un contre-poison si précieux.

Dans son serment légendaire, le Père de la Médecine défend de donner à personne ni poison ni drogue mortelle ; on a toujours noté son silence calculé au sujet des poisons. Hippocrate emploie peu de remèdes et les plus simples ; nulle part il n'indique aucun contre-poison.

Platon, dans sa *République*, imite cette prudente réserve ; il redoute la divulgation des secrets de la matière toxique.

Galien, au contraire, a la plus vive foi aux antidotes ; il en compose contre tous les poisons, et il croit, avec ses formules, avoir sauvé le genre humain des empoisonneurs. C'est sans doute en raison de cette grande confiance qu'il n'a pas craint d'indiquer une foule de substances réputées vénéneuses. Mais, de toutes ces recettes plus bizarres que savantes, que nous est-il resté ? La *thériaque* et le *mithridate*, deux naïves illusions de la thérapeutique polypharmaque.

En général et même avant Galien, les anciens médecins qui ont écrit sur les poisons se défendent tous de la pensée d'en vulgariser la connaissance. Quant à leurs livres, ils se sont perdus de bonne heure. Il faut croire qu'on a pris un soin tout spécial pour les détruire, car, l'étude des poisons en ces siècles reculés ne servant qu'au crime, les princes ont cherché à ajouter ce monopole à leurs autres privilèges, voulant en user à leur gré, sans avoir à redouter les représailles. C'est ainsi que les sujets de Mithridate, roi du Pont et de Bythinie, exposés à périr par le poison au moindre caprice du roi, cherchaient à se garantir par l'usage d'un antidote. Ils mangeaient de la *rue sauvage !* Ils n'en mouraient pas moins quand le toxique royal allait les atteindre.

Le même Mithridate a laissé dans les annales toxicologiques une empreinte ineffaçable ; mais ce n'est pas parce qu'il a été l'empoisonneur de ses sujets ni parce qu'il a empoisonné les fontaines et les sources qui se trouvaient sur le passage des armées romaines ; c'est parce qu'il passe pour s'être rendu réfractaire à tout empoisonnement et pour être l'auteur de l'antidote le plus renommé [1].

[1] Composition du *mithridate* : Costus 1 part., d'acorus 5 part. ; d'hypericum, de gomme, de sagapenum, de suc d'acacia, d'iris d'Illyrie, de cardamone, de chaque 2 part. ; d'anis 3 part. ; de nard des Gaules, de racine de gentiane, de feuilles de roses sèches, de chaque 4 part. ; de larmes de pavot, de persil, de chaque 4 part. ; de casia, de livèche de polium, de poivre long, de chaque 6 part. ; de styrax 5 part. ; de castoreum, d'encens, de suc d'hypociste, de myrrhe, d'opoponax, de chaque 6 part. ; de feuilles de malobathre 6 part. ; de fleurs de joncs ronds, de résine de térébenthine, de galbanum, de semence de carotte de Crète, de chaque 6 part. ; de nard, de baume, de chaque 4 part ; de thlaspi 5 part. ; de

L'histoire nous le montre se livrant dès l'enfance aux plus violents exercices du corps, à l'étude de toutes les langues alors en usage, et s'accoutumant par degrés à tous les genres de poison, en vue des dangers qu'il devait courir ; en effet, ses cruautés et ses aventures lui en suscitèrent un grand nombre. Il y a une autre version : Celse nous dit que ce perfide monarque était dans l'usage de prendre chaque jour de son antidote, et que par là il se mit à l'abri de toute tentative d'empoisonnement. Quoi qu'il en soit, l'immunité qu'il se serait ainsi créée est connue sous le nom de *mithridatisme.*

On sait que le vieux despote, l'adversaire le plus implacable des Romains, trahi par son propre fils et craignant de tomber vivant dans les mains de ses ennemis, voulut mettre fin à ses jours par le poison ; mais, trop familiarisé avec cet élément, il ne put y parvenir. Alors il se fit tuer par un soldat gaulois (63 ans av. J.-C.).

Si maintenant nous passons à l'empire romain, nous voyons que la rigueur des institutions et l'austérité des mœurs servirent longtemps de barrière aux passions criminelles dont les civilisations orientales nous ont fourni tant de tristes exemples. Pendant les quatre premiers siècles de la République, le poison n'a point d'histoire à Rome. L'année 423 de la fondation de Rome (cette ville fut fondée 753 ans av. J.-C.) fut marquée par l'événement le plus inattendu, le plus tragique.

Au dire de Tite-Live, en peu de temps un grand nombre de notables citoyens moururent de maladies présentant les mêmes symptômes. L'opinion publique, effrayée, crut à une espèce d'épidémie ; mais une esclave révéla le complot : c'étaient des dames romaines qui se livraient à la pratique de breuvages empoisonnés. Deux d'entre elles furent invitées à faire l'épreuve de leurs

racine de Pont 8 part. ; de safran, de gingembre, de cannelle, de chaque 8 part.

On broie toutes ces drogues et on les incorpore dans du miel. On en fait prendre contre le poison, la grosseur d'une noix grecque délayée dans du vin, drogues ; ellesmoururent, et leurs complices, au nombre de cent soixante et dix, furent envoyées à la mort [1].

Hâtons-nous de dire que le fait est loin d'être authentique et que cette association d'empoisonneuses est assez invraisemblable. Voltaire prétend, à l'honneur de la vertu des dames romaines, que cette histoire doit être reléguée à l'endroit où l'on conservait le vaisseau qu'une Vestale avait tiré sur le rivage avec sa ceinture [2].

En 44 av. J.-C., nous arrivons à Jules César et aux conjurés républicains qui mirent fin à ses jours par le poignard, en plein Sénat et non par le poison, dans l'ombre d'un palais.

Mais sous Auguste, son successeur, le crime reprend sa perfidie et ses ruses. Nous entrons dans une nouvelle série de princes empoisonneurs. C'est d'abord l'empereur qui fait périr secrètement des généraux trop aimés des soldats. C'est Auguste lui-même qui devient victime de la scélératesse de Livie, son épouse. L'astucieuse impératrice empoisonna, dit-on, des figues sur l'arbre même où Auguste aimait à les cueillir de sa main [3]. Ensuite, pour assurer le trône à son fils Tibère, elle fit disparaître par le poison tous les enfants du sang d'Auguste: le jeune Marcellus, l'idole du peuple romain, les trois fils d'Agrippa et de Julie, fille d'Auguste.

Maître du monde, Tibère poursuit l'œuvre de sa mère en faisant périr les derniers membres de la famille impériale, Drusus, et ensuite Germanicus, dont les derniers moments ont inspiré à Tacite sa page la plus émouvante. A la nouvelle de cette fin tragique, survenue à Antioche et manifestement criminelle, l'indignation devint générale dans tout l'empire. On dénonce les coupables ; la servante qui avait été l'instrument du crime s'enfuit à Brindes et se donne la mort avec un reste du poison qu'elle

[1] Tite-Live, 1re décade, liv. VIII.
[2] Voltaire ; *Dictionn. philosophique*, tom. III, pag. 151, art. *Empoisonnement.*
[3] Tacite ; *Annales*, liv. I, § v.

avait caché dans un nœud de ses cheveux. Quant à Pison, l'agent dévoué de Tibère, il est rappelé à Rome ; puis on le trouve égorgé dans son lit, la veille du jour où il devait présenter sa défense devant le Sénat.

Avant de livrer au bûcher le corps de Germanicus, on l'exposa nu sur la place d'Antioche, afin que le peuple pût s'assurer si la mort était due au poison, et quand on recueillit les cendres, on trouva le cœur intact[1], ce qui parut une preuve incontestable d'empoisonnement, la croyance d'alors étant que le cœur imprégné de poison résistait au feu.

Après Tibère, viennent Caligula, Claude, Néron, les plus odieux des monstres couronnés. Entre leurs mains, le poison est l'arme la plus douce de leur férocité sanguinaire ; néanmoins, ils s'en servent dans des circonstances que l'histoire n'a pas oubliées ; nous rappellerons les plus mémorables.

Après avoir fait adopter son fils Néron comme héritier du trône, Agrippine résolut la mort de l'empereur Claude, son époux. Le choix du poison l'embarrassait. Trop prompt, il trahirait visiblement le crime ; trop lent, il pourrait laisser à la victime le temps de tout deviner et de revenir à l'adoption de Britannicus, son propre fils. Le génie de Locuste trouva le poison désiré ; il fut mis dans un ragoût de champignons, mets favori de l'empereur. Une évacuation étant survenue, Agrippine put craindre l'insuccès ; on dit qu'elle appela à son aide un médicastre qui, sous prétexte de favoriser le vomissement, aurait enfoncé dans le gosier de la victime une plume imprégnée de poison. On se hâta de faire rendre les honneurs divins à Claude, comme Livie l'avait fait pour Auguste. C'était la manière dont ces vertueuses impératrices savaient rendre prématurément immortels leurs dignes époux. Néron, en parlant de Claude, ajouta

---

[1] Suétone et Pline rapportent le fait

même cette pointe d'ironie : « Les champignons sont un mets des dieux ».

Néron régnait. Il sentit dans Britannicus un rival dangereux ; sa perte fut résolue , mais il n'osait le frapper ouvertement ; il eut recours à la science de Locuste. Une première tentative échoua. Menacée de mort, la magicienne composa, sous l'œil du maître, un autre breuvage ; elle l'essaya sur un marcassin et même sur un esclave : les effets furent foudroyants. Le difficile était de le faire prendre à Britannicus sans encourir les soupçons.

Voici la ruse imaginée : Le jeune prince ne mangeait rien et ne buvait rien qui n'eût été goûté par un esclave de confiance. Une première boisson inoffensive et goûtée par l'esclave fut présentée à Britannicus ; mais elle était si chaude qu'il ne put la boire. On y versa alors de l'eau froide contenant le poison. L'effet ne se fit pas attendre : le prince fut terrassé comme par un choc convulsif. Pour rassurer les convives, Néron leur dit nonchalamment que c'était une attaque du mal des Comices [1] auquel Britannicus était sujet dès son bas-âge, mais qu'il reprendrait bientôt connaissance.

La nuit même, un bûcher dévorait le corps de la victime et rendait impossible toute recherche de traces d'empoisonnement.

Enchanté de l'habileté de Locuste, Néron la combla de faveurs, lui donna dans son palais un laboratoire de poisons et même des disciples.

Nous n'avons pas à rappeler ici les atrocités et les infamies de cet odieux César ; nous dirons seulement que, pour échapper aux terreurs qui l'obsédaient, ce monstre, aussi lâche que féroce, avait demandé leurs secrets aux magiciens de tous les pays, aux enchanteurs les plus renommés par leurs philtres, leurs

[1] On appelait ainsi l'épilepsie (mal caduc, mal sacré), parce que, dès que quelqu'un, pendant les Comices ou assemblées publiques, tombait frappé de ce mal, on levait aussitôt la séance.

sciences occultes, leurs talismans de toute nature. Il ne trouva
auprès d'eux que déceptions et mensonges. Il revint à Locuste,
qui seule lui avait fourni les preuves d'une science réelle. Voulant
en profiter pour lui-même, en cas de danger, il renferma une
provision de ses poisons dans une boîte d'or ; mais quand, me-
nacé et proscrit, il s'est enfui de Rome et veut mettre fin à ses
jours, le poison a disparu de la boîte, et c'est par la main d'un
de ses affranchis que le misérable se fait égorger.

Quels étaient donc ces poisons si subtils, si redoutables, de la
célèbre Locuste ? Quelles substances toxiques entraient dans
leur composition ? En quoi consistait l'art si raffiné qui prési-
dait à leur préparation ? Il faut l'avouer, malgré les investiga-
tions les plus minutieuses et les hypothèses les plus séduisantes,
ces points d'interrogation restent encore debout.

Découragés dans ces recherches, quelques auteurs ont fini
par croire qu'il n'y avait là rien de mystérieux. « On ne cesse de
répéter, dit Flandin[1], que les anciens ont possédé des poisons qui
tuaient instantanément comme la foudre, d'autres poisons qui
ne produisaient leurs effets que lentement, dans un temps déterminé, calculé d'avance. Laissons aux romans leurs exagérations. »

Quoi qu'il en soit, constatons que la science des anciens empoisonneurs est restée fort obscure, tandis que celle des antidotes nous est arrivée à profusion.

Quelles étaient les substances toxiques connues du temps de
Locuste et qui ont pu lui servir de matière première ? Du règne
minéral, on cite : pour le mercure : le sublimé corrosif, le cina-
bre ; pour le plomb : la litharge, la céruse ; pour l'arsenic : les
deux sulfures, le jaune et le rouge, la sandaraque et l'orpiment ;
du règne végétal : l'opium, la racine d'aconit, la ciguë, la racine

---

[1] Flandin : *Traité des Poisons*, tom. I, pag. 67.

d'ellébore ; les principales Solanées, jusquiame, mandragore, stramoine, belladone ; et puis les sucs de diverses espèces d'Euphorbiacées, d'Apocynées; les champignons vénéneux, que Ménandre appelait « le mauvais ferment de la terre » ; du règne animal : les cantharides, les buprestes, le sang putréfié au soleil, les miels vénéneux de certaines contrées, les venins de l'aspic, des serpents, des crapauds, de la salamandre, du *lièvre marin* (nous ignorons quel animal aquatique les anciens désignaient sous ce nom), malgré l'apologie faite sur le lièvre marin par Jean de Garris et adressée, en 1557, à notre Guillaume Rondelet, l'ami de Rabelais.

C'était là un arsenal déjà assez riche, où la main du crime pouvait amplement puiser. Mais c'est à l'art d'associer, de manipuler ensemble ces substances toxiques, d'en concentrer à point les principes actifs, à l'aide du creuset ou de la distillation, que quelques auteurs rapportent les propriétés terribles que Locuste savait donner à ses inimitables produits. La vérité est qu'on ne peut faire que des hypothèses sur la nature différente, simple ou composée, des breuvages qui servirent pour Claude et pour Britannicus. Cet art des mélanges et des combinaisons empiriques, qui aurait créé aux poisons des vertus extraordinaires, nous a toujours paru fort problématique. Nous voyons d'ailleurs que ce même art n'a pas fait merveille dans la préparation des antidotes, qui certes ne manquent pas d'éléments multiples et ont épuisé tout le génie des médecins polypharmaques de l'antiquité.

Après le *mithridate*, le plus célèbre des antidotes est la composition appelée la *thériaque*, inventée par le médecin Andromaque et dédiée à l'empereur Néron, dans un poème grec où il enseigne son mode de préparation. Andromaque confia aux vers plutôt qu'à la prose la description de son antidote, afin sans doute, dit Galien, qu'on ne pût y faire aussi facilement quelque altération. La crainte de Galien était puérile, car le fils d'Andromaque mit en prose les vers de son père. Et cependant, malgré son peu de valeur thérapeutique, la thériaque prit grande faveur à Rome ; plusieurs empereurs la firent composer dans leurs palais avec les drogues venues de toutes les parties du monde. L'empereur Antonin en prenait même tous les jours à jeun, gros comme une fève.

Un remède si recherché, au milieu des empoisonnements qui se multipliaient de toutes parts, devint l'objet de cent contrefaçons, lesquelles, malgré tout, restèrent les *petites thériaques*.

« Quand on réfléchit à la corruption des mœurs romaines, dit M. Gilbert[1], au luxe effréné de cette époque, aux débauches inouïes, aux patrimoines dévorés par le jeu, il est aisé de se rendre compte du crédit que devait obtenir dans cette atmosphère de vices la science des devins, des sorciers, et même des empoisonneurs, les uns prédisant la mort d'un riche parent, les autres donnant les moyens de la rendre plus prompte ou la produisant eux-mêmes. »

On sait que sous les premiers Césars, des promeneurs inoffensifs étaient frappés d'aiguilles empoisonnées et ne tardaient pas à succomber. Juvénal parle beaucoup des morts subites enlevant les personnes dont l'héritage était convoité. Enfin, parmi les antiquités trouvées à Pompéi et conservées à Naples, on voit beaucoup de bagues dont les chatons énormes renfermaient, dit-on, du poison, toujours prêt pour le suicide ou pour un crime.

Pendant qu'en pleine Rome impériale le poison circulait ainsi dans le fond des palais et dans la rue, que pensaient, que disaient et que faisaient, touchant la matière toxique, les médecins de cette période qui entoure de quelques siècles l'ère chrétienne ? Nous avons vu avec quelle réserve, avec quelle discrétion allant jusqu'à la réticence, la plupart de ces médecins trai-

---

[1] Gilbert (de Moulins); *Philtres, charmes, poisons*, antiquité, moyen âge, etc., ouvrage couronné par l'Académie des Sciences de Paris, 1880.

taient les poisons proprement dits. Leurs œuvres, d'ailleurs, n'avaient pas longue vie, et il ne nous en est guère parvenu que des fragments épars. Mais ils ont été plus prolixes dans la description des animaux venimeux et dans l'indication des innombrables remèdes qu'ils conseillaient d'opposer aux effets de leurs piqûres.

A la tête de ces auteurs, se place Nicandre (de Pergame), né 138 ans av. J.-C. Des nombreux ouvrages de ce médecin, il ne nous reste plus que deux poëmes — θηριακα et Αλεξιφαρμακα : — le premier traitant des animaux venimeux, le second des antidotes contre toute espèce d'empoisonnements.

Dans une remarquable Thèse, inspirée par notre savant et vénéré professeur Boyer[1], nous voyons que Nicandre a décrit seize espèces de serpents venimeux ou non venimeux : —aspic, vipère, céraste, hæmorrois, basilic, etc. — ; sept espèces d'araignées venimeuses ; huit espèces de scorpions ; ensuite les abeilles, la salamandre, la murène, divers poissons qu'il croyait toxiques. Enfin il passe à l'énumération des antidotes, presque tous choisis dans le règne végétal, quelques-uns cependant empruntés au règne animal, tels que : grenouilles, lézards, serpents mangés crus ou rôtis, en infusion ou en décoction dans du vin; le sang de la tortue de mer, etc…

Que dirons-nous d'Asclépiade, né 100 ans av. J.-C. ? Après avoir été en faveur à la cour du grand Milthridate et auprès du dernier roi de Pergame, si passionné pour la connaissance des plantes et qui institua le peuple romain héritier de ses États, Asclépiade vint à Rome, où il acquit la plus grande renommée. Il devait certainement être très familiarisé avec la science des poisons et des antidotes ; et cependant, sur ces sujets, il ne

---

[1] Passano ; *Études historiques, théoriques et pratiques sur quelques points relatifs aux morsures des serpents venimeux.* Thèse de 112 pag. in-4°. Montpellier, 21 août 1880.

nous a rien laissé, excepté quelques lignes sur l'inutilité des enchantements et des amulettes, qui jusqu'alors avaient été fort en usage.

Celse, né 5 ans av. J.-C., est pour nous un écrivain plus consciencieux et plus instructif. Il décrit les différentes morsures d'homme, de singe, de chien, de bêtes féroces, de serpents, etc. Pour lui, presque toutes les morsures ont quelque chose de venimeux. Que la plaie soit produite par un chien enragé, par des serpents ou par d'autres animaux venimeux, la même méthode générale de traitement convient dans tous les cas : « Il faut toujours, dit-il, commencer par établir une ligature au-dessus de l'endroit blessé ; on doit seulement avoir attention que cette ligature ne serre pas trop, de peur que la partie ne s'engourdisse. Il faut ensuite attirer le venin au dehors par le moyen des ventouses. Avant de les appliquer, on fera des scarifications tout autour de la plaie, pour qu'il s'écoule une plus grande quantité de sang vicié. Si l'on n'a pas de ventouses, il faut faire sucer la plaie par quelqu'un [1].

Nous avons déjà vu, à propos des Psylles, que Celse, grand partisan de la succion, ne croyait pas à la puissance surnaturelle de ces charmeurs fantaisistes. Mais à défaut de toute ventouse ou de toute succion, le médecin romain recommande de fendre en deux un poulet vivant et d'en appliquer la partie intérieure toute chaude sur la peau. Un lambeau de chair d'un agneau ou d'un chevreau qu'on vient d'éventrer, produirait le même effet. Celse vante aussi une série d'emplâtres dont il donne les formules. Les antidotes sont encore d'un grand secours. A leur défaut, il recommande un mélange composé de vin pur avec du poivre ou tout autre ingrédient propre à exciter la chaleur et à empêcher les humeurs de se coaguler intérieu-

[1] *De Re medica*, pag. 294.

rement, car la plupart des venins ne tuent que par le froid qu'ils occasionnent. Comme traitement spécial aux morsures de certains animaux venimeux, il recommande le vinaigre quand il s'agit de l'aspic ; le scorpion lui-même, à boire écrasé dans du vin, ou appliqué écrasé sur la plaie, quand il s'agit de la morsure du scorpion ; d'autres le jettent sur des charbons ardents et dirigent sur la plaie les vapeurs de cette fumigation. Intérieurement, on prend des semences d'héliotrope infusées dans du vin.

S'agit-il de piqûres d'araignées, l'ail et la rue sauvage, mêlés et broyés ensemble dans de l'huile, sont d'une heureuse application.

Contre le céraste, l'hæmorrhoïs, le chersydre, etc., Celse a aussi ses antidotes et ses topiques spéciaux.

Après avoir fait remarquer que dans les pays à température modérée et même plus froide, les serpents sont moins redoutables, Celse nous apprend que : « la morsure des animaux venimeux est plus dangereuse lorsqu'ils sont tourmentés par la faim et que cette morsure a lieu sur une personne à jeun ; qu'ainsi le temps où ils sont le plus à redouter est celui où ils couvent, et qu'il est très à propos de manger avant de se mettre en route, toutes les fois qu'on court risque d'être mordu par ces animaux[1] ».

Quant aux poisons avalés dans le manger ou dans la boisson, Celse signale les conditions qui rendent le traitement à suivre plus difficile et plus incertain que lorsqu'il s'agit des plaies empoisonnées des téguments. Vomir en avalant beaucoup d'huile, prendre ensuite l'antidote ou, à défaut, du vin pur: voilà les préceptes du maître. Il indique cependant quelques remèdes qu'il croit à tort spécifiques, dans les cas d'empoisonnement par les cantharides, la ciguë, la jusquiame, la céruse, et enfin par les champignons vénéneux; il déclare que ceux-ci deviennent inof-

---

[1] Celse, liv. V. sect. XXVII, pag. 297, tra. cit.

fensifs quand on les fait cuire dans de l'huile avec une petite branche de poirier.

Nous ne pouvons passer sous silence Pline l'Ancien (né 23 ans av. J.-C.), qu'on pourrait appeler l'Aristote romain, en raison de l'universalité de ses connaissances, de sa passion pour les sciences naturelles et de son génie philosophique. Des innombrables écrits qui ont occupé l'incessant labeur de sa vie, un seul est arrivé jusqu'à nous; c'est heureusement le plus important, il embrasse presque l'ensemble des connaissances humaines, véritable tableau du savoir de l'antiquité en toutes choses.

Dans son *Histoire du monde* en trente-sept livres, il consacre la plus grande partie de cette œuvre à l'étude des animaux, des plantes, des minéraux. Après s'être occupé des bêtes venimeuses et des plantes malfaisantes, il s'étend longuement sur les médicaments puisés dans les trois règnes de la nature.

Bien qu'il ait cherché à voir le plus possible par lui-même, force lui a bien été de voir un peu par les autres, pour les choses qui ont existé avant lui ou trop loin de lui. De là, les fables et les superstitions qu'il a reproduites avec trop de complaisance, et qui déparent les qualités maîtresses de son encyclopédie.

De Dioscoride (né en 54 apr. J.-C.), auteur de nombreux ouvrages, nous ne rappellerons que ses recherches sur les poisons et sur les plantes (600 environ), dont il a signalé les propriétés dangereuses ou curatives. On sait qu'il a été le premier à employer comme médicament l'acide arsénieux. Les *granules de Dioscoride* sont restés une bonne préparation, laquelle, à la faveur de ce nom, n'éveille pas la susceptibilité des malades méticuleux.

Nous avons parlé d'un de ses contemporains, Andromaque, médecin de Néron et l'inventeur de la grande *thériaque*. Nous arrivons maintenant à la plus grande figure médicale de l'empire romain, à Galien, dont l'autorité a régné despotiquement dans les Écoles plus de douze siècles encore après les ruines de l'empire.

Galien était né à Pergame 131 ans apr. J.-C. A l'âge de 33 ans, il vint à Rome, où ses connaissances en anatomie, en physiologie, en médecine, et quelques cures brillantes, lui valurent bientôt une grande renommée. Citons un fait. Son ami, le philosophe Endémus, était atteint d'une fievre grave causée par l'abus de la thériaque ; le jeune médecin le guérit par l'emploi méthodique de la thériaque même. Plus tard, les empereurs Marc-Aurèle et Septime-Sévère, habitués de la thériaque, ne prenaient que de celle préparée par Galien.

Dans son immense répertoire médical [1], où toutes les maladies sont classées ainsi que les médicaments qui leur conviennent, il est souvent question des venins, des poisons, de leurs effets, de leur traitement, des antidotes. Comme nous l'avons déjà dit, ce sont les idées et les préceptes de Nicandre et de Celse mis en ordre ; aucune addition originale n'y est faite. Seulement l'aspic de Cléopâtre est plus longuement étudié. Ensuite, une étude plus nette met en relief les divers modes d'actions des substances toxiques dans une plaie, dans les voies digestives ou respiratoires, ou au contact de la peau. Nous n'insisterons pas sur les détails, quelque intéressants qu'ils soient, ni sur l'ensemble de cette œuvre monumentale, qui s'imposa magistralement à la décadence intellectuelle du moyen âge et même après la Renaissance. C'est grâce au galénisme, accepté par les Arabes, que le passé de la médecine antique a été sauvé du naufrage, et que s'est conservée la filiation des connaissances médicales entre les anciens et les modernes : voilà le beau côté de la médaille ; mais, au revers, on voit que le galénisme, par son joug tyrannique, a arrêté l'essor de la science jusqu'au

[1] Galien ; *Venena* (venins et poisons) ; *Meth. medendi, Theriaca ad Pisonem, De Temperamentis, Locis affectis, De Revuls. et scarif.* (ventouses, scarifications).

xvii° siècle ; on voit qu'avec sa croyance aux causes finales, aux songes, aux charmes, aux influences de la lune, Galien a retenu l'esprit humain dans la superstition et l'ignorance. L'homme lui-même, avec ses grandes qualités, n'est pas à l'abri de justes critiques. Oui, Galien fut le personnage le plus instruit de plusieurs siècles, les trois cents volumes qu'il a écrits sur toutes les branches de la science en font foi ; mais il fut un des moins modestes de son temps, témoin les éloges exagérés qu'il se décerne dans ses ouvrages. Il fut aussi un des plus poltrons, comme le prouve l'empressement qu'il mit à fuir l'une après l'autre la peste de Rome et celle d'Aquilée. Il est vrai que c'était pour obéir à ses songes !

Oribase, né à Pergame 360 apr. J.-C., et qu'on a surnommé le *Singe* de Galien, tant il a imité servilement le maître, s'est beaucoup occupé de matière médicale, de poisons, d'antidotes. Il n'a été original que dans la découverte des glandes salivaires et dans la mention d'une espèce de mélancolie (lycanthropie) qui donnait à ceux qui en étaient atteints les habitudes des loups, les faisant sortir de leur maison pendant la nuit et rôder autour des tombeaux jusqu'au jour.

Citons encore Aétius, né en 543 apr. J.-C. A l'intelligente compilation des auteurs précédents, il a ajouté la description de plusieurs maladies nouvelles et d'un certain nombre de médicaments qu'il leur opposait. Grand partisan des topiques, il en a inventé une foule dont il vante la supériorité sur les remèdes secrets et spécifiques que ses confrères vendaient à des prix fabuleux.

Dans un de ces *tétrabiblon*, il s'occupe des araignées, du scorpion, de l'aspic, du céraste, de l'hæmorrois ; il décrit avec soin les accidents produits par leurs blessures, insistant sur les douleurs ombilicales, l'altération des urines parfois sanguinolentes,

et vantant beaucoup la succion, les ventouses et surtout les cautérisations, qu'il fut le premier à employer et dont il faisait grand
usage dans la plupart des maladies.

C'est le premier médecin chrétien qui ait parlé des amulettes,
des charmes, des invocations, contre les maladies. On peut lui
reprocher de n'avoir pas flétri ces pratiques superstitieuses ;
mais, à cette époque, il n'était point prudent de blesser les
croyances populaires.

En résumé, tous ces anciens médecins, parfaits observateurs
des phénomènes produits par les morsures des bêtes venimeuses,
ont réussi à classer ces phénomènes en catégories distinctes,
forme soporante, ardente, algide, hémorrhagique, putride,
ataxique, adynamique. Leur traitement chirurgical est celui que
nous employons encore aujourd'hui : « En un mot, chez eux,
dit M. Passano [1], tout ce qui concerne l'histoire naturelle des animaux venimeux contient des remarques exactes mais mêlées à
beaucoup d'erreurs, d'exagérations, de fables, de préjugés. »

Nous voici arrivé au temps des Arabes. Ceux-ci sont par-
dessus tout commentateurs. Galien est le grand Maître, et ils
ne s'en éloignent que lorsque la pratique les met en présence
des faits nouveaux provenant plus spécialement des poisons,
des plantes vénéneuses et des venins.

D'une manière générale, tous les médecins arabes se ressem-
blent, et, selon la piquante expression de Guy de Chauliac, se
suivent comme des grues, ainsi que les écrivains du moyen
âge, ses contemporains, les uns et les autres également incapables de concevoir une idée originale sur les phénomènes physiologiques ou pathologiques de l'organisme. Mais à cette époque,
plus encore que précédemment, on trouve tous les médecins
adonnés aux préjugés et à la pratique de l'astrologie, de la

[1] Thèse citée, pag 22.

magie, de la sorcellerie, des invocations variées, suivant qu'ils sont musulmans, juifs ou chrétiens.

Après Rhasès, c'est Avicenne (980) qui reproduit en arabe la méthode de Galien pour le traitement local des morsures empoisonnées ; mais il préfère la ventouse à la succion, qui réclame tant de précautions. Il cautérise avec des caustiques et non avec le fer rouge, et il vante la chair de vipère, dont les préparations variées sont fort utiles dans beaucoup de maladies et souveraines contre les poisons et les venins.

Quant au chirurgien Albucasis (1040), il préfère cautériser les plaies avec le fer rouge plutôt qu'avec l'or ou l'argent ou les caustiques potentiels.

Dans le xii⁰ siècle, au milieu des ténèbres de l'Europe, la civilisation arabe jetait un certain éclat en Asie-Mineure, en Afrique et en Espagne, c'est-à-dire des bords de l'Euphrate au Nil et aux rives du Tage. Grâce au concours des Juifs venus à la suite des Maures victorieux, les Écoles de Grenade, de Cordoue, de Tolède, s'étaient rendues rapidement célèbres. Adonnés aux sciences et au commerce, polyglottes et habiles interprètes, les Juifs formaient un lien nécessaire entre les chrétiens et les mahométans, et c'est par eux que les arts de l'esprit, les sciences, et surtout la médecine, se répandirent alors en Occident [1]. Ils vinrent fonder des Universités dans le midi de la France, à Narbonne, à Béziers, à Lunel, etc.

La plus florissante fut celle de Lunel. Sa proximité ne fut pas inutile à l'École de Montpellier [2]. Elle lui fit connaître, entre autres écrits précieux, les traductions d'Averrhoès, le grand com-

---

[1] Voir l'intéressant ouvrage de l'abbé A. Rouet, de Montpellier, sur l'*École juive de Lunel au moyen âge*, couronné par la Soc. archéol. de Béziers, 1878.

[2] Le professeur Germain, dans son *Histoire de la Commune de Montpellier*, pag. 70, affirme que l'École de Montpellier a été, au moyen âge, directement tributaire des Universités juives et arabes.

mentateur d'Aristote, et médecin aussi habile qu'éminent philosophe. Elle lui fournit même des professeurs, comme Juda-ben-
Tibbon [1] (vers 1190). C'est lui qui recommandait à son fils Samuel-
ben-Tibbon, qui était aussi médecin et traducteur des plus distin-
gués, « de s'appliquer chaque semaine un jour à la pharmacie,
de bien étudier la botanique, et de ne se servir d'aucun remède
dont il ne connaîtrait pas bien la vertu ». D'où il résulte qu'à
cette époque, en France, le médecin était également pharmacien,
comme cela se pratiquait et se pratique encore chez les Arabes [2].

La plus grande relation scientifique de l'École de Lunel fut
celle qui unit ce Samuel-ben-Tibbon avec Mosès-ben-Meimun,
plus connu sous le nom de Meimonide, le plus savant des
enfants d'Israël depuis Moïse, et qui brillait alors du plus vif
éclat dans son refuge d'Égypte.

Meimonide, né à Cordou en 1139, s'était fait remarquer de
bonne heure par ses études de théologie, de philosophie, de
médecine, à l'école d'Averrhoès. En 1164, le chef des Almohades
chassa de l'Espagne les juifs et les chrétiens qui n'avaient pas
voulu embrasser l'islamisme. La plupart des bannis se dispersé-
rent dans le midi de l'Europe. Meimonide alla en Égypte, à Joftat,
près du Caire, et devint bientôt médecin de Salah-ed-Din (le
grand Saladin). En 1198, le sultan magnifique lui commanda de
composer « un Traité, petit de volume, concis d'expressions,
indiquant ce que doit faire immédiatement celui qui a été atteint
par un animal venimeux ou qui a pris du poison par mégarde
ou autrement ». Meimonide composa donc un Manuel pratique qui

---

[1] Parmi les élèves de ce Tibbon, professeur à la Faculté de Montpellier, un des
plus illustres fut Machmanide, de Girone. Mais nous ne savons de lui qu'une
chose, c'est qu'il guérissait le mal des reins avec des pièces de plomb représentant la figure d'un lion. Faut-il voir dans l'usage de ces amulettes le berceau de
la métallothérapie ? Quant à nous, nous n'y voyons qu'un signe de la superstition
des temps.

[2] L'abbé A. Rouet, *Op. cit.*

contient des prescriptions, petites en nombre, mais grandes en utilité, avec des explications claires et précises, pouvant dispenser de la présence du médecin.

C'est ce *Traité des Poisons* que nous a fait connaître le Dr Rabbinowicz, par sa traduction faite sur le manuscrit arabe et traduit en hébreu, qui se trouve à la Bibliothèque nationale de Paris[1].

Meimonide a divisé son opuscule en deux SECTIONS : la première s'occupant des *Piqûres des serpents et insectes et des morsures de quelques animaux* ; l'autre du *traitement de celui qui a pris du poison*. Ajoutons qu'il divise aussi les poisons en deux classes, savoir : poisons chauds et poisons froids.

Première Section. — CHAPITRE Ier. — Il expose le *traitement général* des piqûres venimeuses. Voici ses préceptes : Se hâter de pratiquer une ligature serrée, élargir l'incision, faire avec la bouche une succion aussi forte que possible et cracher tout ce qu'on a pu absorber. Si celui qui fait la succion est à jeun, sa salive est plus efficace pour la guérison des plaies empoisonnées ; mais aussi il y a pour lui plus de dangers. A défaut de la succion, appliquer des ventouses préparées à l'aide du feu, ce qui ajoute la cautérisation à l'extraction ; faire vomir ; donner la grande thériaque ou le mithridate ; veiller à ce que le malade ne s'endorme pas, afin que le poison n'aille pas se réfugier à l'intérieur avec la chaleur naturelle.

Mais si la plaie reste douloureuse et cuisante, on y applique des moitiés de pigeonneaux ou des poulets pris vivants et fendus en deux. Cette sorte de cataplasme animal est plus efficace avec des quartiers de belette.

Enfin, si malgré tout les symptômes s'aggravent, il faut appeler un médecin.

---

[1] Thèse, 64 pages. *Études historiques de l'empoisonnement.* Paris, 30 août 1865, par Rabbinowicz, interne des hôpitaux, lauréat de l'Institut.

CHAPITRE II. — *Emploi de topiques simples ou composés.* — Après la succion, on applique sur la morsure une pâte faite de menthe, de plusieurs espéces de flentes, de soufre, sel, oignons pétris dans du miel ; mais le cataplasme de pépins d'orange pilés arrête tous les accidents mortels ; puis viennent d'autres topiques composés, encore plus étranges, mais qui ont toute la confiance de l'auteur.

CHAPITRE III. — *Médicaments simples, utiles contre la morsure de tout animal venimeux.* — L'antidote général est la racine de mandragore à prendre dans du vin, si le poison est froid, ou avec du lait, de l'eau, s'il est chaud. Les pepins de citrons, la poudre d'émeraude, le bézoard animal ou minéral : voilà des contrepoisons éprouvés et indiscutables. Viennent ensuite la valériane, l'aigremoine, l'ail, le gingembre, l'aristoloche, l'iris, etc...

Une remarque : c'est que jamais un enfant de moins de dix ans n'a survécu à la piqûre envenimée.

CHAPITRE IV. — *Médicaments composés, utiles dans ces mêmes cas.* — Au-dessus de tous, la grande thériaque, ensuite le mithridate, la thériaque diatessaron, la thériaque de l'oignon. Avicenne, comme Galien, a son électuaire infaillible et accepté par Meimonide.

CHAPITRE V. — *Traitement spécial des morsures faites par un animal bien connu.* — Le *scorpion*. Même traitement externe que pour les précédentes morsures. De plus, on donne la thériaque particulière que Galien a composée pour la piqûre du scorpion. Tous ces remèdes doivent être pris avec du vin pur et fort, ou de la décoction d'anis, parce que le scorpion fournit un poison froid en excès qui tue par sa nature froide.

Les *rotailles ou araignées*. Même traitement que précédemment. Comme médicaments spéciaux, il y a la racine d'asperges en décoction dans du vin, le fruit du tamaris.

Les *abeilles*, les *guêpes*. Décoction de graine de guimauve dans du vin. Topiques : emplâtre d'argile et de vinaigre, etc...

Les *serpents*. C'est surtout contre leurs morsures qu'on a inventé la grande thériaque. A son défaut, le mithridate ; mais si l'on en manque, on a recours aux pastilles de *vesce noire*, mélilot, aristoloche, etc... Comme topiques : suc de chou cultivé, pépins de citron, etc.

Le *chien enragé*. Meïmonide indique tous les signes [1] auxquels on reconnaît qu'un chien est enragé. Il recommande la ligature, les scarifications, la succion, les ventouses, les vomitifs, la grande thériaque ou la thériaque de Galien, spéciale à la rage, et les autres antidotes. Comme topiques : farine de vesce noire, amandes amères pétries avec du miel, etc... On doit continuer pendant quarante jours pour les remèdes internes et les topiques, en même temps qu'on empêchera la plaie de se fermer. Tous ces médicaments ne peuvent être utiles que si on les emploie avant la manifestation de l'hydrophobie, « car après l'invasion de ce symptôme, dit-il, je n'ai jamais vu de malade survivre ». La morsure du chien non malade est analogue à celle de l'homme et des animaux non venimeux. Il suffit de remplir la plaie d'huile chaude ou de froment mastiqué par un jeune homme à jeun.

Mais la prudence exige que, si l'état du chien présente du doute, on fasse le traitement indiqué contre la morsure du chien enragé.

[1] A la fin du Traité de Meïmonide se trouve inscrite une note due à Samuel Ben-Tibbon, le savant professeur de Lunel, qui a traduit en hébreu le manuscrit arabe de Meïmonide, manuscrit enfoui à la Bibliothèque nationale de Paris jusqu'à sa découverte par M. Rabbinowicz. — Cette note donne le moyen de savoir si un chien qui a mordu est enragé. On trempe du pain dans le sang de la morsure et on le donne à un autre chien. Si celui-ci mange le pain, le premier chien n'est pas enragé ; s'il le refuse, c'est que son congénère a la rage. — Autre moyen : on pile des noix, on les laisse sur la plaie un jour et une nuit, puis on les donne à manger à un coq. Si le chien est enragé, le coq mourra dans le jour ; s'il survit, c'est que le chien n'est pas malade.

Chapitre VI. — *Régime alimentaire de ceux qui ont été mordus.*
— Pas de viandes, même de celle des oiseaux, parce qu'elles donnent du sang disposé à se corrompre au contact du poison. Mais il faut un régime frugal, végétal, avec beaucoup de sel[1], qui brûle le poison. Le pain sans levain, d'après l'opinion populaire, doit être préféré dans ces cas; mais Maïmonide déclare qu'il ne connaît aucun motif qui justifie cet usage.

Les bouillons et la chair d'écrevisse, le chou, l'ail, le gland cru ou cuit, la cervelle de poule « qui ajoute à l'intelligence des hommes », ne sont pas non plus à dédaigner.

Les fumigations faites avec la corne de cerf ou les ongles de chèvre, ou les cheveux d'homme, ou avec du soufre, chassent par leur odeur les insectes malfaisants.

Quand on a ramassé des scorpions et qu'on les brûle dans une maison, l'odeur fait fuir tous les autres.

L'homme doit se méfier de tout ce qui peut être nuisible et veiller à la préservation de son corps, « quoiqu'il n'y ait, en réalité, de vraie protection que dans la bonté de l'Éternel ».

Deuxième Section. — Des moyens de se garantir du poison.

Chapitre Iᵉʳ. — Après une dissertation préliminaire sur les goûts, les couleurs et les odeurs, appréciés diversement selon les animaux[2] et même les gens, Maïmonide affirme que toute substance inconnue, plante ou chair, qui présente une odeur ou saveur agréable, peut être considérée comme un bon aliment, et mangée en toute sécurité. Avec des qualités contraires, toute substance doit être tenue pour suspecte, à moins d'être sûr de la personne qui l'a préparée. Il faut surtout se défier des aliments qui exhalent une mauvaise odeur, de vinaigre et d'oignon par

---

[1] Excepté dans la morsure du chien enragé.
[2] Le porc mange avec avidité de la coloquinte.

exemple, car c'est dans ces sortes de mets que s'exerce plus facilement la ruse des empoisonneurs.

Quant à une substance vénéneuse et capable d'amener la mort, qui ne porte avec elle ni mauvais goût, ni mauvaise odeur, ni aucune altération dans la couleur ou la consistance des liquides alimentaires, comme l'eau, le bouillon de poulet, Meimonide déclare qu'une pareille substance est « entièrement inconnue dans l'art médical [1] ».

L'empoisonnement est facile au moyen du vin, parce que le vin est apte à dissimuler la couleur, le goût et l'odeur du poison, et qu'avec le vin le poison arrive directement au cœur.

CHAPITRE II. — *Traitement de celui qui est ou croit être empoisonné.* — Se hâter de provoquer les vomissements au moyen d'eau tiède dans laquelle on aura fait bouillir de l'*Anethum graveolens* et versé beaucoup d'huile ; prendre ensuite du lait en abondance et faire vomir encore.

Le crottin de poule (2 drachmes dans de l'eau chaude) possède une propriété particulière pour expulser toute espèce de poison par le vomissement. Donner ensuite un antidote et un peu plus tard des aliments ; empêcher le sommeil tant que dure la digestion, mais le favoriser si les symptômes deviennent favorables.

CHAPITRE III. — *Médicaments employés contre un poison quelconque.* — On les nomme *préservatifs* ou *neutralisants*, comme les *Bézoards* (mot persan).

Le plus efficace des contre-poisons composés, c'est la grande thériaque, ensuite le mithridate, puis la thériaque diatessaron. Parmi les médicaments simples, le meilleur est la poudre d'émeraude à l'intérieur et à l'extérieur, sur le creux de l'estomac. Un cheik, Abou-Merwan-Ibn-Zohar, l'homme le plus versé

---

[1] Nous verrons que l'*aqua Tofana* a résolu plus tard le problème, contrairement à l'idée accréditée dans le vulgaire.

dans l'art d'expérimenter les matières toxiques et médicamenteuses, ne voyageait jamais sans un coffret d'argent contenant de la grande thériaque et un morceau d'émeraude.

CHAPITRE IV. — *Traitement à employer par celui qui connaît le poison qu'il a pris.* — *Le sang de taureau* est le plus facile à administrer par la malveillance. On le mêle avec les mets et les ragoûts, qui deviennent aussitôt un poison mortel. Se hâter de faire vomir, puis provoquer des selles avec de l'agaric et de l'*hiéra* d'Avicenne.

Poisons minéraux : La litharge, le vert-de-gris, l'orpiment; ils ne donnent la mort que s'ils sont pris à grande dose.

Quant aux poisons végétaux et animaux en général, ils agissent peu sur la couleur, le goût et l'odeur des préparations alimentaires ; ce sont les plus employés dans les attentats commis par les femmes sur leurs maris au moyen des aliments. Meïmonide a appris d'un grand nombre de vieux médecins que les femmes débauchées se servent pour les empoisonnements du *sang de leurs règles* [1]. Elles en recueillent les premières gouttes qui viennent à paraître, et, quelque faible qu'en soit la quantité, elles l'introduisent dans un mets quelconque, et les effets meurtriers qu'elles en attendent ne tardent pas à se produire. Cependant, ces médecins prétendent avoir réussi à sauver les empoisonnés en les faisant vomir dès le début et en leur donnant ensuite de la caillette ou du borax, ou de la graine de choux, ou de la cendre de bois de figuier, etc...

Meïmonide n'a aucune expérience acquise à cet égard ; mais

[1] Cette singulière pratique n'a pas encore disparu de nos jours, témoin le fait suivant, qui s'est passé tout récemment à Montpellier. Une jeune fille, voulant se marier, résolut de se défaire de son amant, qui était un homme marié ; elle lui fit prendre à son insu, dans diverses boissons, du sang de ses règles, qu'elle avait recueilli au moyen d'éponges. Cet homme, s'étant aperçu de la ruse, se crut empoisonné, devint furieux, quoi qu'on pût lui dire, et, dans un moment de folie, essaya de tuer sa maîtresse et de se tuer ensuite. La cour d'assises l'a condamné à perpétuité.

il recommande à ceux qui ont dès soupçons contre quelqu'un de ne goûter le mets qui leur est présenté qu'après que celui-ci en a mangé une quantité suffisante, et non pas seulement une bouchée, comme le font les cuisiniers des princes en leur présence.

L'auteur signale ensuite la *ciguë*, la *noix de Méthel*, la *mandragore*, la *cantharide*, l'*Atropa belladona*, la *morelle noire* ; il en fait connaître les effets respectifs et les médications qui conviennent à chaque cas

La *truffe* et *les champignons* sont des aliments recherchés, mais très dangereux. Les peuples d'Occident en font grand usage. Dans chacun de ces deux genres de produits, il y a une espèce qui est mortelle. La couleur en est noire ou verte ; elle exhale une mauvaise odeur. Les bonnes espèces doivent être assaisonnées avec beaucoup de sel et de poivre, et largement arrosées d'un vin généreux. Quant à l'espèce délétère, celui qui en a mangé doit, dès le début, avaler du garum à l'orge, du borax, etc., et, après qu'on a vomi, on boit du vinaigre, du lait, puis du vin pur.

Nous venons de donner une analyse succincte, mais fidèle, de ce guide officiel contre les empoisonnements et composé, il y a plus de sept cents ans, par le plus puissant génie médical d'alors et qui passait pour ne pas accepter sans critique ni contrôle les idées dominantes de son temps.

Que de réflexions surgissent à la lecture de cet opuscule, qui résume tout ce que l'on savait à cette époque sur la matière toxicologique et où l'absurde se mêle à la vérité, où l'ivraie étouffe le bon grain ! Nous dirons seulement qu'en fait de choses qui tombent sous les sens et sont du domaine exclusif de l'observation, les anciens n'ont pas mal vu, ils ont même décrit avec une exactitude qu'on a peu dépassée. Mais rien de ridicule et d'erroné comme leurs explications et leurs théories. Pourrait-il en être autrement en l'absence de toute notion sérieuse d'anatomie et de physiologie ?

Nous pouvons juger aussi, par l'exemple de Maimonide et par sa croyance à toute espèce de panacées, d'antidotes, de spécifiques, combien il est difficile à un homme, fût-il le plus avancé et le plus sceptique de son temps, de se soustraire à la tyrannie des préjugés et des superstitions, aux entraînements de la routine et même aux mystères du surnaturel, quand il s'agit de choses qu'il ne peut ni vérifier ni expliquer lui-même.

Trop longtemps encore après Maimonide, nous allons avoir à regretter l'absence du véritable levier scientifique de la médecine ; à savoir : l'expérimentation physiologique et clinique qui fait la puissance et l'honneur de notre époque médicale.

Une autre étape de 400 ans, et qui va des Arabes à A. Paré (mort en 1590), n'offre aucune découverte intéressante dans la matière toxique.

Parmi les écrivains de cette époque, qui comprend *Actuarius*, *Pierre d'Albano*, *Donati l'agregator*, et même *Mathiole*, tous peu versés dans l'étude des poisons, mais tous compilateurs plus ou moins habiles de Galien, d'Aétius, d'Avicenne, nous n'avons à signaler que Guy de Chauliac [1], professeur à Montpellier, et dont

---

[1] Guy de Chauliac quitta Montpellier pour aller à Lyon, où il pratiqua longtemps la *médecine chirurgicale* ; puis il descendit à Avignon, où il devint médecin des Papes du grand schisme d'Occident. C'est pendant son séjour dans cette cité papale qu'éclata la grande *Peste noire* (1348 à 1350). En moins de trois ans, elle enleva le tiers des habitants de l'Europe.

Annoncée par une comète et venue des pays « mécréants » de la Turquie et de la Syrie, elle sévit d'abord sur le midi de la France. A Avignon, il périt les trois quarts des habitants, parmi lesquels tous les membres du Sacré-Collège, et Laure de Noves, la chaste amante de Pétrarque. A Montpellier, dix consuls sur douze ; à Narbonne, 30,000 personnes. Cette antique et populeuse cité ne s'est pas relevée de cette catastrophe. La contagion était telle que l'homme sain qui visitait un malade échappait rarement à la mort. « Aussi, dans bien des paroisses, les curés épouvantés s'en allaient, laissant l'administration des sacrements à quelques religieux plus hardis. » (*Continuateur de Nangis.*)

Guy de Chauliac fut atteint lui-même, mais au déclin du terrible fléau. Les

LA GRANDE CLINIQUE, ce guide ou *guidon* suivi par les praticiens
pendant plusieurs siècles, contient un chapitre sur les plaies envenimées. Ce n'est pas que cet article brille par ses nouveautés
importantes ; mais il offre un échantillon de la chirurgie réglée et
méthodique qui distingue l'œuvre du maître, œuvre dépouillée
« des obscurs fatras de méchantes théories » qu'on retrouve encore dans les écrits postérieurs.

Quittons un moment les pâles savants de la fin du moyen âge
pour faire une incursion plus émouvante dans la toxicologie
mondaine, je devrais dire royale et même pontificale de l'Italie,
cette terre classique des empoisonnements, *venenosa Italia.*
Nous jetterons ensuite un coup d'œil sur les autres cours d'Europe, où le poison était aussi en haute faveur et le principal instrument de règne.

Dans la seconde moitié du xv⁰ siècle, le relâchement des
mœurs en Italie était devenu excessif en toutes choses. L'exemple tombait de haut. Parmi toutes ces petites cours qui empes-
taient alors le sol italien, il n'y en avait pas une qui ne s'adon-
nât à la pratique des empoisonnements. Les papes eux-mêmes,
qui au lieu de rester des pontifes étaient devenus des rois,
s'ingéniaient à employer la perfidie et le crime comme les plus
utiles moyens de gouvernement. Mais le plus tristement célèbre

bubons qui lui étaient venus aux aines ayant suppuré, la guérison s'ensuivit.

La peste envahit le reste de la France ; l'Hôtel-Dieu de Paris avait 500 morts
par jour. La Cour ne fut pas épargnée, non plus que l'Allemagne et l'Angleterre.

Les savants pensaient que l'épidémie était due à la pestilence et à la corruption de l'air et des eaux ; mais les populations l'attribuaient aux machinations diaboliques des Juifs, qui pourtant n'étaient pas plus épargnés que les chrétiens.
Plusieurs milliers de ces malheureux furent massacrés ou brûlés, et leurs femmes
se jetaient dans les bûchers, après y avoir précipité leurs enfants, dans la crainte
qu'on ne les recueillît pour les baptiser. — (Henri Martin, *Histoire de France,*
tom. V, pag. 110 et suiv.).

Cette peste reparut en 1361 et fit encore d'innombrables victimes en Europe.

d'entre eux est sans contredit Alexandre VI (Rodéric Borghia.
né en Espagne en 1431, et élu pape en 1492).

Laissons de côté toutes les autres horreurs du personnage, et
ne voyons en lui que l'empoisonneur. Son coup de maître fut
l'affaire de Zizim, frère du sultan Bajazet, expulsé de Constanti-
nople comme prétendant redouté et que le pape s'était chargé de
garder moyennant une rente annuelle de 40,000 ducats, avec la
promesse de 300,000 à la mort du proscrit.

Dans ces conjonctures, Charles VIII, roi de France, étant venu,
à l'instigation du pape, faire la guerre en Italie, fut tellement
ébloui de ses rapides succès, qu'il rêva d'aller par Venise con-
quérir la Turquie et la Terre-Sainte. Or, Alexandre VI avait dans
la main un moyen de lui assurer cette conquête : c'était Zizim,
le dangereux rival de Bajazet. Zizim fut remis à Charles VIII ;
mais il était déjà empoisonné, et il expira bientôt après son
départ de Rome. Le pape avait ainsi vendu la vie de Zizim au
roi de France et sa mort au sultan.

Il eut recours à peu près au même procédé dans un échange
de prisonniers qu'il livra empoisonnés. C'est aussi par le poison
qu'il se défit de la plupart des grands feudataires et des cardinaux dont il confisquait les biens à son profit, battant ainsi mon-
naie avec ses crimes, et le poison faisant des vides que l'or des
ambitieux venait combler.

Vint le moment où les Borghia tournèrent contre eux leur
scélératesse. César, le plus pervers des fils du pape, empoisonna
son frère aîné. Enfin, Alexandre VI et César Borghia s'apprêtaient
à faire périr dans un somptueux banquet neuf cardinaux et plusieurs grands personnages, quand les deux empoisonneurs burent
par mégarde du vin préparé pour leurs victimes. Le pape mourut
dans d'affreux tourments ; César résista ; mais bientôt après il
fut tué dans un combat.

Connaît-on les poisons des Borghia, ces préparations infaillibles dont les effets étaient à volonté lents ou rapides ? On a

parlé de cantharides et d'une substance désignée sous le nom de *cantarella* [1], en poudre blanche ou en solution.

« Les conjectures, dit Flandin, n'ont pas manqué sur la préparation de la *cantarella*, tout à la fois poudre et liquide. On a dit que c'était de l'arsenic mêlé à la salive ou à la bave d'un animal. Suivant les uns, l'animal dont on recueillait la bave avait été préalablement empoisonné. D'autres ajoutent qu'on prenait cette bave toxique quand l'animal, suspendu par les pieds, était violemment irrité à coups d'aiguillon [2]. »

Ainsi, la *cantarella* des Borghia contenait des composés d'arsenic, tantôt peu solubles, tantôt très solubles, avec des matières septiques animales qu'ils employaient suivant les circonstances.

Après Alexandre VI, on compte plusieurs papes, parmi lesquels Léon X, Clément VII, Clément XIV, qui auraient succombé au poison, victimes de l'impatience ou de la *vendetta* des cardinaux. D'après Stendhal, l'usage des empoisonnements n'a pas disparu de Rome ; on assure même que Pie IX a dû plus d'une fois montrer de la méfiance dans le choix des aliments. Tout dernièrement, 28 septembre 1882, les journaux annonçaient qu'à Carlentini, près de Catane, un prêtre mourait en célébrant la messe : l'hostie avait été empoisonnée.

Avec le temps, l'Italie vit se perfectionner l'art des perfides breuvages. La succession des empoisonneurs titrés fut recueillie par une femme du peuple, la fameuse *Toffana*. C'était sous le masque de la religion que la nouvelle Locuste cachait sa coupable industrie, distribuant par charité, moyennant aumône, aux femmes qui voulaient changer de maris, ou aux héritiers impa-

---

[1] *Cantarella*, en italien, veut dire chanterelle. C'était comme par manière de chantage et pour s'emparer de leurs biens que les Borghia faisaient tant de victimes.

[2] D'après Bontius, les insulaires de Java, quand ils veulent recueillir le venin du lézard Geccho, suspendent l'animal par la queue, l'irritent et le fouettent jusqu'à ce qu'il rende par la gueule une liqueur qui, par suite d'une fermentation putride au soleil, devient le poison violent dans lequel ils trempent leurs flèches.

tients, son eau merveilleuse, qui s'appelait *Manne de Saint-Nicolas*, ou *Petite eau de Naples*, mieux connue sous le nom d'*Aqua Toffana*, et qui se composait, au dire du médecin Garelli, d'une dissolution d'acide arsénieux dans de l'eau distillée de cymbolaire, avec addition d'un alcoolat de cantharides.

Ce liquide, inodore, incolore et insipide, pouvait être versé sans être reconnu ni perdre sa force, dans du café, du chocolat, etc. Il suffisait de cinq à six gouttes pour tuer un homme. On dit même qu'une goutte administrée chaque semaine faisait périr en moins de deux ans, et qu'elle devenait mortelle en cas de maladie ; la maladie écartait les soupçons. C'est avec ce poison, plus limpide que le cristal, que la Toffana fit des milliers de victimes. Sur ses vieux jours, elle se retira dans un couvent, et elle aurait pu y mourir en paix si la justice et la torture n'étaient venues troubler sa quiétude. Elle fut étranglée après l'aveu de ses crimes.

Plus tard, l'héritière de ses secrets, la *Spara*, s'étant mise à la tête d'une association d'empoisonneurs, subit le même sort, ainsi que ses nombreux complices.

Dans ces siècles pleins de drames sombres et mystérieux, on savait couper un fruit, une pêche, avec un couteau d'or empoisonné seulement d'un côté ; on avait imaginé des clefs, des bagues, dont certaines aspérités, en écorchant presque inévitablement la peau sous la pression, faisaient entrer dans les chairs le poison et la mort.

Ce n'est pas seulement en Italie qu'à cette époque on retrouve le poison près des trônes et dans les mains des princes ; en 1505, Ivan IV règne sur toutes les Russies, qu'il terrorise par ses cruautés. Il s'était fait, disent les historiens, une *horloge de poisons*, comptant les heures de ses journées par des empoisonnements et s'ingéniant à prolonger l'agonie de ses victimes !

En Espagne, c'est Philippe II qui, avec l'absolution de son confesseur, empoisonne son frère et ses ministres.

En 1384, Charles-le-Mauvais, roi de Navarre, avait envoyé le ménestrel Woudreton pour empoisonner le roi de France Charles VI et les principaux membres de la famille royale : « Tu vas à Paris, lui dit-il, et tu peux me rendre un grand service..... Il est une chose qui s'appelle *arsenic sublimat*[1]. Si un homme en mangeait aussi gros qu'un pois, jamais ne vivrait. Tu en trouveras à Pampelune, à Bayonne ou à Bordeaux, ès hôtels des apothicaires[2]. Prends de cela et fais en de la poudre, et quand tu seras dans la maison du roi ou des princes, tiens-toi près de la cuisine, du dressoir, ou de quelques autres lieux où tu verras mieux ton point, et de cette poudre mets ès potages, viandes et vin, au cas que tu pourrais le faire pour ta sûreté. »

Ces honnêtes conseils aboutirent à ce résultat : Woudreton fut pris, jugé et écartelé en place de Grève.

De ce même Charles VI, la folie fut attribuée aux *philtres* et aux *charmes* de Valentine de Visconti, qui, pour cette raison, fut exilée du royaume.

Enfin les mêmes crimes étaient commis par les dynasties royales en Allemagne, en Angleterre, en France. Nous n'avons pas à détailler cet odieux passé, mais nous devons reproduire quelques traits qui en rappelleront les sinistres forfaits.

C'est de l'Italie que vint en France, à la suite de Catherine de Médicis, l'usage plus fréquent et plus habile des empoisonnements, bien que Louis XI eût eu recours plus d'une fois à ce moyen,

---

[1] Déjà, en 1319, l'arsenic sublimat était habilement employé par la célèbre magicienne Marguerite Belleville.

[2] A cette époque, ce que nous appelons aujourd'hui pharmacies n'était que des dépôts (απο à l'écart, θηκη loge, d'où *apothécaire*, lieu où l'on serre) de remèdes toxiques ou non, électuaires, conserves, liqueurs, etc. Les apothicaires les faisaient venir de l'Italie pour la plupart, surtout les poisons. Seuls encore ils vendaient du sucre sous le règne de Louis XIV. Aujourd'hui, nos épiciers vendent des poisons ! Les apothicaires, trafiquant sur des choses inconnues du public, avaient la réputation de *trompeurs* : ils crurent y échapper en prenant le nom de pharmaciens.

[3] Mortonval ; *Histoire de Charles le Mauvais.*

qui s'accordait parfaitement avec son caractère et sa politique·

Plus tard, sous François Ier, le médecin Montécuculi avait payé du dernier supplice le soupçon d'avoir donné un breuvage mortel au fils du roi, alors qu'en vérité il ne s'agissait que d'un verre d'eau glacée bue par le prince tout en sueur au sortir du jeu de paume. Mais c'est de Catherine de Médicis que date cette série de morts subites qui assombrirent les règnes des derniers Valois. Instruits par les aventuriers d'outre-monts, les Français poussèrent loin les raffinements dans cet art abominable : on empoisonnait avec un bouquet, une paire de gants, une lettre, la fumée d'une bougie mal éteinte, etc.

A la suite de la jeune reine, beaucoup d'Italiens, ses compatriotes, étaient venus en France et surtout à la cour. Le parfumeur Réné le Florentin et l'astronome Cosme Ruggieri y trouvèrent une faveur sans borne. D'autres *magiciens, astrologues, parfumeurs* (ces derniers habiles à préparer les poudres et cosmétiques parfumés), furent accueillis partout avec empressement, et firent école avec de nombreux adeptes.

La magicienne *la Miraille*, une de leurs élèves, avoua au moment du supplice que, sous Charles IX, on pouvait évaluer à trente mille le nombre des complices de son art, sorciers, fabricants de philtres et d'autres empoisonnements, car leurs philtres d'amour, grâce à la protection de la puissante florentine et à l'engouement du public, leur assuraient renommée, fortune et impunité.

Ainsi Ruggieri, accusé de la mort de Charles IX, fut sauvé du supplice par Catherine de Médicis ; elle lui donna même, à titre de dédommagement de sa condamnation, l'abbaye de Saint-Marché en Bretagne[1].

La mère de Henri IV, Jeanne d'Albret, dont la mort fut attribuée à Réné le florentin et à ses gants parfumés, aurait succombé

---

[1] Mémoires de l'Estoile.

en réalité à des confitures empoisonnées venues d'Italie[1], et qu'on lui offrit dans ses visites après la réconciliation des huguenots et des catholiques.

C'était la poudre impalpable d'acide arsénieux qui servait le plus alors pour rendre léthifères les sucreries, les bonbons, les breuvages, les aliments.

On savait même procéder avec une telle habileté, que la mort paraissait toute naturelle. De temps en temps toutefois, des cas non équivoques éveillaient les soupçons et jetaient la panique ; et chacun de recourir à une foule de précautions, d'antidotes, de spécifiques, ce qui doublait la fortune des aventuriers tenant boutique de poisons et de contre-poisons. On n'osait plus toucher à un mets sans l'avoir fait déguster par une personne de confiance. De cette terreur générale naquirent les édits les plus sévères contre tous ceux « qui exercent les arts diaboliques, donnent des consultations touchant la vie du prince, et seulement se vantent de prédire l'avenir ». Mais Catherine de Médicis bravait effrontément tous ces édits royaux ; elle avait toutes ses faveurs pour son astrologue et toute sa confiance dans les *philtres*, les *charmes* et ces *sortilèges d'amour* auxquels on demanda plus d'une fois la mort d'autrui.

Le xvie siècle ajouta à la magie, à la sorcellerie du galénisme et aux sciences occultes des Arabes, les nouvelles prétentions de l'alchimie. A la tête des alchimistes, nous avons à signaler le fameux Paracelse, qui passe pour avoir été le premier à recommander et à employer avec succès, comme remèdes, certains poisons : ex. plomb, antimoine[2], sulfate de cuivre, arsenic, etc.

---

[1] Gilbert, de Moulins, *op. cit.*, pag. 51.

[2] Déjà, au commencement du xvie siècle, le moine Valentin Bazille (*Currus triumphalis antimonii*, 1524) avait conseillé l'usage interne de l'antimoine. L'antimoine, ainsi appelé, dit-on, à cause de la mort de plusieurs moines qui en avaient usé imprudemment, est un des corps que les alchimistes ont le plus tourmenté

Les Écoles de Médecine se liguèrent contre les préceptes du trop fougueux novateur, qui ne respectait aucun dogme des anciens et faisait brûler les œuvres de Galien et des Arabes. La Faculté de Paris se distingua dans cette ardente opposition et obtint en 1566 un arrêt du Parlement qui interdisait absolument l'usage de l'antimoine ; ce qui n'empêcha pas les remèdes chimiques de pénétrer dans la pratique médicale.

Paracelse, dont la vie scientifique se perdit dans les plus crapuleuses débauches, avait composé un élixir qui faisait vivre aussi longtemps que Mathusalem, et une panacée infaillible contre toutes les maladies ; mais ce *remède universel* ne put le guérir, ni de sa goutte, ni de sa toux, ni de la raideur de ses articulations, et, en dépit de sa liqueur d'immortalité, il mourut misérablement à 48 ans, à l'hôpital de Salzbourg, en 1541.

Nous arrivons à une des gloires honnêtes et respectées de l'art de guérir : il s'agit d'Ambroise Paré (1509-1590), qui a ajouté le cachet de sa personnalité à la tradition ancienne dans l'étude des substances toxiques. Ayant pris part, en qualité de chirurgien, à une expédition française en Italie, il avait pu voir ce qui se passait au delà des Alpes, surtout au sujet du traitement des plaies faites par arquebuse et que l'italien Jean de Vigo regardait comme empoisonnées. Les premières études de A. Paré furent le point de départ de son Traité des PLAYES D'HARQUEBUSE et du chapitre sur les BLESSURES ENVENIMÉES.

En 1536, François I⁽ᵉʳ⁾ avait envoyé une armée pour franchir les Alpes. Arrêté au *Pas de Suze* par la résistance de quelques centaines d'Espagnols qui gardaient le château de Villane, l'avant-garde eut un grand nombre de blessés à la prise du

dans l'espoir de le changer en or ou en argent, ou d'en tirer un élixir souverain. On l'appelait aussi *lupus metallorum*, en raison de l'avidité avec laquelle il semble dévorer tous les métaux pour s'allier avec eux. (Antimoine, double étymologie : ἀντί contre, μοναχός *moine*, contraire aux moines, ou *seul*, ou *jamais seul*.

fort [1]. C'était la première fois que A. Paré avait à traiter des plaies faites par arquebuse, et il fit comme il vit faire aux autres chirurgiens : il y mit de l'huile bouillante de sambuc avec des tentes de charpie. Il vit bientôt qu'il avait tort, et voici comment : «Enfin, dit-il, mon huile m'ayant manqué, je fus contraint d'appliquer en son lieuv un digestif fait de iaune d'œuf, huile rosat et térébenthine. La nuit, je ne pus bien dormir à mon aise, pensant que par faute d'avoir cautérisé, je trouvasse les blessés où j'avais failli à mettre la dite huile morts empoisonnés : qui me fit lever de grand matin pour les visiter. Où outre mon espérance trouvay ceux auxquels j'avais mis le médicament digestif, sentir peu de douleur à leurs playes, sans inflammation et tumeur, ayant assez bien reposé la nuit ; les autres où l'on avait appliqué la dite huile, les trouvay fébricitants, avec grande douleur, tumeur et inflammation aux environs de leurs playes. A donc je me délibéray de ne jamais plus brusler aussi cruellement les pauvres blessés de harquebusades. »

A partir de ce moment, A. Paré renonce à la chirurgie de Jean de Vigo, qui était plus cruelle que la guerre, et il s'ingénie à démontrer de toute façon que la poudre à canon n'a aucune vénénosité et que le boulet ou la balle n'ont pas assez de chaleur pour brûler les parties atteintes. D'où il conclut qu'il est inutile et même dangereux de leur appliquer des contre-poisons, de l'huile bouillante, des cautérisations, etc. A. Paré s'était assuré que la poudre à canon ne contient aucun élément vénéneux. Il rappelle ces faits que les soldats mangent de la poudre délayée dans de l'eau-de-vie pour se mettre en belle humeur, ou bien appliquent avec succès cette même poudre sur leurs ulcères, pour les dessécher. Quant à la prétendue chaleur des projec-

---

[1] Les Français, étant entrés par une brèche, mirent en pièces tous les Espagnols « excepté vne fort belle et jevne Piémontaise, qu'vn grand seignevr voulvt avoir pour lui tenir compagnie la nuit, de peur du loup-garrou ». A. Paré ; *op. cit.*, tom. II, pag. 127.

tiles, il reproduit l'expérience de la balle qu'on peut tenir dans la main immédiatement après qu'elle a frappé contre un mur ; il montre même qu'une balle de cire, lancée comme projectile, ne se fond pas et peut traverser des obstacles.

Ce qui, pour A. Paré, fait surtout la malignité des plaies d'arquebuse, ce sont les dégâts causés par les projectiles dans les tissus, la contusion des parties qui sont vouées à la suppuration, la mauvaise constitution du blessé et la mauvaise constitution de l'air atmosphérique qu'il respire.

A. Paré s'occupe aussi des plaies véritablement empoisonnées, soit par le venin des flèches, soit autrement. Le chirurgien met en œuvre tout ce qui est indiqué contre les morsures et piqûres de bêtes venimeuses : ligature, succion, scarification, application locale de thériaque, etc. ; de plus, toutes les substances dites *attractives*, comme onguents, pommades, liniments, cataplasmes, que l'on croyait capables de soutirer le venin au dehors. Il était, comme on voit, en pleine matière toxique avec ses blessés, pendant ses deux ans et demi de séjour en Italie, où il put étudier ce qui se passait dans cette terre classique des poisons, dont il retrouve, en France, les traditions importées par Catherine de Médicis sous les règnes de ses trois fils. Il finit par publier ce qu'il savait sur les poisons et les contre-poisons.

S'il traite d'un sujet aussi délicat, ce n'est point, dit-il, pour enseigner à mal faire, car il voudrait que les inventeurs de poisons, sorciers, parfumeurs, fussent avortés dans le ventre de leur mère ou au moins chassés du royaume ; mais c'est : 1° pour instruire le jeune chirurgien afin qu'il porte promptement remède en attendant le docte médecin ; 2° pour qu'il renseigne la justice fidèlement et en connaissance de cause ; 3° pour que chacun puisse porter secours à soi-même, en cas de piqûres venimeuses ; 4° enfin pour que chacun se puisse préserver d'être empoisonné et subvenir aux accidents.

Analysons maintenant son petit *Traité de matière toxique en 47 chapitres* [1], traité qui marque un progrès considérable sur celui de Meïmonide, mais qui est encore trop entaché de théories absurdes et de légendes profanes ou sacrées.

L'auteur se pose des questions et y répond à sa manière, parfois juste, le plus souvent fautive pour notre temps.

Qu'est-ce qu'un venin ou poison ? C'est une chose qui, entrée dans notre corps, a la vertu de convertir notre substance en sa nature venimeuse.

D'où viennent les poisons ou venins ? Ils procèdent de l'air corrompu ou des foudres et tonnerres du ciel, ou du naturel des bêtes, plantes et minéraux, ou par des artifices et sublimations des empoisonneurs, traîtres, parfumeurs. Leurs effets sont différents comme leurs causes.

Comment agissent-ils ? Les uns agissent par l'excès de leurs qualités élémentaires et générales : poisons *chauds* ou *froids*, *secs* ou *humides* ; les autres, par une propriété spécifique occulte ou céleste, contraire à la nature humaine, comme la cantharide, le lièvre marin, la torpille.

Comment le poison baillé en petite quantité ou la piqûre d'une bête venimeuse montre-t-il ses effets si rapidement dans tout le corps ? et comment le contre-poison peut-il rabattre une telle vertu ? D'abord c'est par les humeurs que le poison, absorbé au dehors ou en dedans, gagne tous les organes, tandis que le contre-poison, ingéré et s'échauffant dans l'estomac, envoie aussi partout ses bienfaisantes vapeurs. La victoire reste au plus fort.

Peut-on donner des poisons qui fassent mourir les hommes à certain temps préfixé, comme d'un mois, plus ou moins?

[1] Ambroise Paré, tom. III, liv. xxiii, traitant des venins et morsures de chiens enragés et autres morsures et piqûres de bêtes vénéneuses, etc. Édit. Malgaigne.

A. Paré ne le pense pas, et il invoque à cet égard les résistances très différentes qu'opposent les diverses personnes à l'action des substances toxiques ou médicamenteuses.

Peut-on manger sans danger les animaux [1] qui vivent de bêtes venimeuses ? Contrairement à l'opinion générale, A. Paré pense que « leur chair porte *nuisance* et que, si on en mangeait souvent, elle pourrait causer des maladies, même la mort ». Qui ne connaît les effets purgatifs du lait — qui n'est autre chose que du *sang deux fois cuit* — provenant des bêtes qui paissent la scammonée, l'ellébore, le tithymal ? En tout cas, il ne faut manger de ces viandes suspectes que longtemps après que le venin a pu se digérer et se transformer en autres qualités dans l'organisme de ces animaux.

Viennent ensuite les signes différentiels des poisons ou venins en général : poisons *chauds*, donnant fièvre inflammatoire ; poisons *froids*, produisant assoupissement, sueurs froides ; poisons *secs*, provoquant de l'irritation, de la sécheresse du gosier, de la soif ; poisons *humides*, s'accompagnant d'adynamie, de flux de ventre, de putréfaction rapide.

« Pour se donner garde d'être empoisonné, la manière est difficile, dit l'auteur, tant les méchants et parfumeurs sont habiles à dissimuler l'amertume et l'odeur du poison qu'ils glissent dans des sauces appétissantes. Ceux qui craignent d'être empoisonnés, surtout les prélats et bénéficiers dont on guette les dépouilles, doivent se garder de toutes viandes apprêtées avec sauces fort douces ou de haut goût, et ne jamais manger ou boire goulûment. Ils doivent prendre chaque matin un peu de thériaque ou de mithridate, ou du bon vin avec des feuilles de rue, avec noix et figues sèches.

»Mais si le poison est avalé, il faut de suite se faire vomir

[1] Comme les canards, cicognes, hérons, paons, coqs d'Inde et autres *poulailles* qui mangent vipères, crapauds, aspics, scorpions, araignées, chenilles, etc.

avec de l'huile ou de l'eau chaude ; ensuite se purger, prendre du lait en lavement [1], etc. » « Il faut ici noter, dit l'auteur, qu'on doit toujours commencer à tirer le venin par la voye où il aura entré : comme s'il a été baillé par odeur, faut faire éternuer ; si par le boire ou manger, il faut agir par vomissements ; si par le siège, par clystéres ; si par le col de la matrice, par syringuer ; si par morsures ou piqueures, ou égratigneures, par remèdes qui l'attirent au dehors. »

Au chapitre *Diversions*, l'auteur, pour empécher le venin d'aller au cœur et pour l'attirer du dedans au dehors, recommande les fortes ligatures sur tous les membres, grandes ventouses, étuves sèches ou humides avec plantes aromatiques. « Or, ajoute-t-il [2], si le patient est grand seigneur, en lieu de bains et estuves, il sera mis dans le ventre d'un bœuf ou d'une vache, ou d'un cheval ou mulet, afin de le faire suer et attirer par ce moyen le venin au dehors, et, quand ils seront refroidis, il sera mis dedans un autre. »

Des venins en particulier. — Ils peuvent provenir de l'air, des bêtes ou plantes envenimées, des minéraux ou des artifices criminels.

L'air devient poison :

1° Par certaines vapeurs qui s'exhalent des cadavres en putréfaction et mal ensevelis, comme après les batailles, comme l'haleine d'un pestiféré donne la peste ;

2° Par l'influence des tonnerres, foudres et éclairs, qui commotionnent, paralysent ou tuent les gens frappés ;

3° Par les odeurs et parfums dus aux artifices des malfaiteurs et destinés à telle ou telle personne dont la respiration les fera absorber rapidement par les poumons.

[1] *Op. cit.*
[2] *Op. cit.*

A. Paré recommande comme prophylaxie de ne jamais respirer des parfums et de fuir les parfumeurs. Il est plus difficile de se garder et de se guérir des poisons artificiels que des naturels.

Quant aux bêtes venimeuses[1], elles ne tuent pas seulement par leurs piqûres, mais aussi par leur bave, haleine, regard, cri, sifflement, et par leurs autres excréments. Enfin les venins artificiels peuvent être si pénétrants que, si on en met sur une selle de cheval ou sur un étrier, la mort en résulte pour le cavalier, sans que la chair nue ait été touchée.

Le pronostic du venin dépend de plusieurs conditions[2], par exemple :

1° De la qualité élémentaire du venin : le chaud tue plutôt que le froid ;

2° De l'origine du venin provenant de telle ou de telle bête venimeuse. L'auteur admet que les morsures ou égratignures d'animaux non venimeux ni enragés portent en elles une gravité spéciale, due à la salive ou bave qui contient quelque chose de contraire à notre nature. Il en serait de même de la morsure des hommes aux cheveux roux, « des rousseaux piquotés de marques tannées, noires et autres couleurs, qu'ils ont par tout leur corps, et encore plus s'ils sont en colère ». Mais A. Paré n'accorde pas cette vénénosité aux hommes ordinaires, dont la morsure, après tout, ne fait que des plaies meurtrières et contuses, plus difficiles à guérir que les plaies d'instruments tranchants ;

3° De la malignité et la rapidité d'action des venins provenant des diverses espèces animales, de la saison, du climat, de la

[1] Ce sont les serpents, crapauds, dragons, basilics, scorpions, lièvres marins, pastenagues, vives, torpilles, chenilles de pins, sangsues, et infinité d'autres.

[2] « D'après Galien, dit l'auteur, il se peut engendrer en nos corps une substance approchant du venin. Je dis que tel venin est bien difficile d'être connu. »

nourriture, de l'état d'irritation, du moment du rut, etc., etc.;

4° D'autre part, la constitution, le tempérament, l'état de digestion ou de vacuité, le développement du système vasculaire des personnes mordues, font varier singulièrement la durée et la gravité des effets du venin, et partant le pronostic.

Quant aux poisons de qualité spécifique ou occulte, le pronostic et la cure en sont fort difficiles, et il faut recourir aux antidotes qui ont aussi une qualité inconnue et occulte, comme la thériaque.

Dans le traitement des piqûres ou morsures des bêtes venimeuses, il faut se hâter d'arrêter, de consumer sur place et d'expulser le venin avant qu'il s'absorbe et ne gagne les parties nobles, le cœur, etc...

A. Paré fait laver la plaie avec de l'urine, de l'eau salée, de l'eau-de-vie, dans quoi on dissout de la thériaque la plus vieille qu'on puisse trouver ; celle-ci contient dans sa composition de la chair de vipère qui, par sa similitude, attire le venin « ainsi que le magnès attire le fer et l'ambre le fétu ».

Il recommande ensuite une foule de topiques tous dignes d'éloges ; mais il n'a pas oublié les ligatures, les scarifications, la succion par une personne de « basse condition », la cautérisation avec les caustiques, surtout avec le fer rouge ; puis l'incision hâtive de l'eschare. Il préconise aussi le cataplasme animal, la moitié de poulailles fendues vives, ou le *cul de poulailles qui pondent, parce qu'elles l'ont plus ouvert et plus chaud;* on y ajoute un grain de sel et on leur tient le bec clos.

Le traitement général ou « cure universelle » ne doit commencer que trois jours après la morsure, en ce qui concerne les évacuants, saignée, vomitif, purgatif ; mais pour les contre-poisons, on doit en ingérer de suite, comme la thériaque, le mithridate, etc., qui vont combattre le venin partout où il se trouve. Enfin il faut chercher à changer l'état élémentaire du blessé en lui donnant des remèdes réfrigérants s'il éprouve véhémente chaleur, ou caléfactifs s'il sent froidure ; et ainsi des autres qualités.

A. Paré s'étend davantage sur les chiens enragés et le traitement de leurs morsures. Il cherche à expliquer pourquoi les chiens deviennent plutôt enragés que les autres animaux ; mais il est mieux inspiré quand il trace le tableau précis et émouvant des signes qui font connaître qu'un chien est enragé (tom. III, pag. 305).

A quels signes connaît-on qu'un homme a été mordu par un chien enragé ? La plaie n'est pas plus douloureuse qu'une plaie simple ; mais si on mouille du pain avec le sang de la plaie et qu'on le donne à un chien affamé, ce chien le refuse si la plaie est virulente ; il le mange si elle ne l'est pas. L'épreuve du pain par les poules n'est pas aussi certaine. On avait dit qu'elles mouraient en un jour si elles en mangeaient ; A Paré, après expérience, a vu le contraire.

Vient ensuite le tableau de la rage chez l'homme, le pronostic [1] et le traitement de la maladie. Nous ne nous y arrêterons pas ; ce qui est bon est déjà connu, le reste n'en vaut pas la peine.

Il en sera de même pour les chapitres sur les morsures de la vipère [2], de ses accidents et de son traitement, du serpent coule-

[1] A. Paré prétend que « les hommes peuvent être pris de la rage sans être mordus de bêtes enragées ». Il croit aussi qu'un homme peut communiquer la rage à un autre homme. C'est une double erreur.

[2] A. Paré raconte ainsi sa piqûre de vipère : « Estant à Montpellier, ie fus morus d'une vipère au bout du doigt index contre l'ongle et la chair, en la maison d'un apothicaire nommé de Farges, lequel dispensoit alors le thériaque, auquel ie demanday à voir les vipères qu'il devoit mettre en la composition. Il m'en fit monstrer assez bon nombre qu'il gardoit en un vaisseau de verre, ou i'en prins une, et fus mors d'icelle, voulant voir ses dents. Ie sentis subit une extrême douleur, tant pour la sensibilité de la partie qu'à cause du venin ; alor ie me serray bien fort le doigt au-dessus de la playe, afin de faire sortir le sang et vacuer le venin et garder qu'il ne gaignast au-dessus. Puis demenday du vieil thériaque, lequel delayay avec eau-de-vie en la main de l'un des serviteurs dudit de Farges, et trempay du cotton en la misture, et l'appliquay sur la morsure ; et après peu de jours ie fut guary sans aucun accident, avec ce remède seul. »

sang (hémorrhoïs), du pourrisseur (sèpe), du basilic, de certains serpents étrangers, puis de la salamandre, qui répand son *venin froid* dans les morsures et sur les herbes, sur les fruits des arbres. On a pu croire que son corps, froid comme la glace, éteignait le feu ; la vérité est qu'il s'y brûle comme celui des autres animaux.

La torpille figure encore, dans A. Paré, parmi les bêtes venimeuses, bien qu'elle ne fasse que commotionner et engourdir les animaux ou l'homme qu'elle frappe.

La piqûre de l'aspic est autrement plus dangereuse. Les charlatans (*thériacleurs*, marchands de thériaque sur la place publique) en furent quelquefois victimes. Mathiole raconte que deux thériacleurs se faisaient concurrence. L'un, jaloux de son confrère qui hâblait et haranguait mieux que lui, trouva moyen d'enlever furtivement de sa cassole son aspic ordinaire et d'y glisser un autre aspic récemment pris et tout affamé. Le pauvre habladour s'étant fait mordre au tétin, comme il en avait coutume, mourut bientôt après en présence des assistants, quoiqu'il eût pris une dose de sa thériaque. Peut-être cette thériaque était-elle altérée et falsifiée comme celle que ces charlatans vendaient si chèrement au peuple ?

A. Paré cite ensuite plusieurs cas où la salive de la couleuvre, la bave du crapaud, et même seulement ses vapeurs, ont produits de graves accidents.

Quant à la piqûre des scorpions terrestres, elle est plus ou moins dangereuse selon les régions qu'ils habitent. Le moyen de les chasser est de faire brûler du soufre et du galbanum. Si on met de l'huile à leur trou d'habitation, ils n'osent en sortir. Enfin, pour s'en préserver, il suffit de se frotter le corps de jus de raifort ou d'ail.

Dans le chapitre *de la morsure et piqûre des mouches et che-*

nilles, on trouve les *abeilles,* les *guêpes,* les *thaons,* etc. ; les uns faisant plaie par l'aiguillon et les autres par les dents, tous y versant un venin que notre auteur a le tort de croire identique. La plaie, très douloureuse, peut encore se compliquer de la présence de l'aiguillon comme corps étranger.

Après une dizaine d'excellents topiques chaudement recommandés, A. Paré en revient à la thériaque spéciale de Galien. Il prétend aussi que la guêpe, voyant une vipère morte, va tremper son aiguillon dans le venin du serpent, ce qui aurait donné aux hommes l'idée d'empoisonner leurs flèches.

Toutes les *araignées* ont le venin froid et stupéfiant. Le remède le plus efficace consiste dans la fiente de chèvre délayée avec du vinaigre chaud.

Les *cantharides* sont plus malfaisantes par la « particulière inimitié que la nature leur a donnée contre les parties dédiées à l'urine ». Leur ingestion produit une brûlure d'estomac et d'intestins, la dysenterie sanguinolente, le pissement de sang. Comme traitement, il faut faire vomir le plus vite possible, boire en abondance du lait de vache pour calmer les entrailles, ou de l'huile pour en obstruer les voies absorbantes. Employer les mêmes substances en clystères, en injections vaginales ; enfin faire suer les patients en les mettant dans des bêtes qu'on vient de fendre en deux, tout ce qui est chaud ayant le pouvoir d'attirer le venin au dehors.

Nous n'avons pas à nous arrêter sur la *sangsue,* ni sur la *murène,* la *vive,* la *torpille,* le *lièvre marin,* la *pastenaque,* le *chat,* tous animaux que A. Paré déclare très venimeux et auxquels il prête des propriétés et des mœurs tout à fait imaginaires. C'est ainsi qu'il admet que la *murène* sort de l'eau pour aller chercher la vipère dans ses cavernes et frayer avec elle. Que si une femme enceinte regarde un lièvre marin, elle avorte immédiatement. Et cependant les antidotes du venin de ce terrible animal seraient simplement du lait d'ânesse, ou du vin cuit, ou de la décoction de mauves ! Enfin il croit aussi que l'haleine du chat qu'on fait coucher avec soi dans le lit rend phtisique, et que si l'on mange de la cervelle de ce carnassier on devient insensé ! Le musc serait l'antidote de ce grave accident !

A. Paré passe ensuite en revue les plantes vénéneuses, indiquant leurs principaux effets et leurs contre-poisons ; exemples :

La *sardonia*, qui, faisant rétracter les lèvres, donne lieu au rire sardonique et a pour antidote le suc de mélisse.

Le *napellus*, dont la racine s'échauffant dans la main peut faire mourir celui qui la tient.

La *jusquiame*, qui porte le trouble dans les sens et l'esprit et dont on se délivre en mangeant des pistaches.

Les *champignons*, les uns vénéneux, les autres n'étant nuisibles que par quantité trop grande et faisant indigestion. Pour détruire le venin des champignons, il suffit de les faire cuire avec des poires sauvages ou domestiques, avec les feuilles ou l'écorce du poirier ; en un mot, « le vrai contre-poison des champignons, c'est le poirier ». Si on les a mangés sans cette précaution, on doit manger aussitôt de l'ail cru ou boire du vinaigre.

Le *colchique* a pour antidote le lait de femme, ou d'ânesse, ou de vache.

La *mandragore*, avec son suc douceâtre, dont se servaient les anciens opérateurs pour endormir les patients, n'est vénéneux que quand ses fruits ne sont pas mûrs. Les antidotes sont le raifort, le sel de cuisine, la coriandre.

Le suc de *pavot noir*, qu'on appelle *opium*, a une odeur fâcheuse et qui ne peut passer inaperçue. Son antidote est le *castoreum*.

La *ciguë*, dont les feuilles et la racine donnent souvent lieu à des méprises, amène le trouble de la vue, le froid des membres, et finalement la mort comme par étranglement du larynx. Contre-poison : la thériaque avec vin et décoction de gentiane.

L'*aconit* (ou tue-loup, renard, chien, chat et même souris, par sa seule odeur) croît en abondance à Acone, d'où lui vient son nom, et dans les montagnes de Trente. Son antidote est l'aristoloche longue. C'est aussi l'antidote de l'*if* et du *noyer* pour l'imprudent qui a dormi sous ces arbres malfaisants.

Dans le chapitre XLV, A. Paré se montre moins crédule au sujet du Bézahar, mot arabe qui veut dire *conservateur de la vie*. Les Arabes avaient en lui une si grande confiance qu'ils ont donné le nom de Bézahar à tous les antidotes et contre-poisons. L'auteur décrit sept pierres de Bézahar, qui est une concrétion formée de couches concentriques comme l'oignon, et qu'on trouve dans l'estomac des boucs de Perse et d'Arabie. Il distingue le Bézahar légitime du Bézahar adultéré.

Contrairement à tout ce qui avait été dit sur les effets merveilleux du Bézahar contre les divers empoisonnements, A. Paré avait des doutes sur son infaillibilité ; il en voulut faire l'expérience sur un condamné à mort et convaincre le roi Charles IX, qui avait reçu un magnifique Bézahar d'Espagne, qu'on affirmait être propre contre tout venin. Dans les cuisines du roi se trouvait un domestique qui, ayant volé deux plats d'argent, devait être pendu le lendemain. On lui proposa de prendre un poison, et aussitôt après un contre-poison, et on lui promit que, s'il échappait, il s'en irait la vie sauve. Le cuisinier accepta avec empressement. Un apothicaire lui donna un poison, et aussitôt après une dose de poudre de Bézahar.

Ayant ces deux bonnes drogues dans l'estomac, l'infortuné se sentit le feu dans les entrailles, s'évacua par le haut et par le bas, et finalement mourut au bout de sept heures, « criant qu'il lui eût mieux valu de mourir à la potence ». L'autopsie révéla les lésions propres à l'action du sublimé corrosif.

« Et ainsi, dit A. Paré, la pierre d'Espagne, comme l'expérience le montra, n'eut aucune vertu. A ceste cause, le roy commanda qu'on la jetast au feu : ce qui fut fait. »

Un chapitre est consacré à l'énumération des *métaux et minéraux venimeux*, comme l'*arsenic sublimé*, le *vert-de-gris*, la *litharge*, l'*escaille d'airain*, l'*aimant*, la *limure de plomb*, *merde de fer*, le *réagal*, la *chaux vive* et l'*orpigment*, l'*eau-forte*, la *céruse*, le *vif argent* et ses composés, le *plastre*. Nous n'avons rien de saillant à signaler sur ces diverses substances, si ce n'est la crédulité puérile de l'auteur, relativement à leur action et à leurs antidotes.

Nous ne suivrons pas A. Paré dans sa longue description de la peste, qui pour lui est une maladie venant de l'ire de Dieu. « C'est une chose résolue, dit-il, entre les vrais chrétiens auxquels l'Éternel a révélé les secrets de sa sapience, que la peste et autres maladies qui adviennent ordinairement aux hommes procèdent de la main de Dieu[1] » ; ce qui n'empêche pas A. Paré, d'abord de rechercher les causes naturelles ou humaines de la peste, en l'attribuant à la corruption accidentelle de l'air, et ensuite d'indiquer les meilleurs traitements à suivre pour s'en préserver et s'en guérir.

Sous Henri IV et Louis XIII, le poison ne fit pas beaucoup parler de lui. Il y eut, en France du moins, comme un interrègne de cette puissance occulte et perfide ; mais celle-ci se réveilla sous Louis XIV, et, profitant de la vie troublée et dissolue qui se dissipait alors dans la gloire et les plaisirs, sema le crime un peu partout, dans la haute société et jusque sur les marches du trône.

Comment se fit, en plein XVIIe siècle, ce réveil de l'art de Locuste ?

Deux Italiens et un apothicaire allemand s'étant réunis, puis ruinés, pour chercher la pierre philosophale, résolurent de refaire leur fortune avec la science des poisons, dont ils avaient découvert quelques secrets.

[1] *Op. cit.*, pag. 352.

Ils vinrent à Paris, où ils trouvèrent un terrain très propice pour leur industrie. Des nobles ruinés par leurs folles dépenses à la cour de Versailles, et qui n'avaient pour reconstituer leur patrimoine que le jeu ou l'intrigue, devaient, quand les ressources manquaient, en chercher d'autres dans des calculs criminels.

Au bout d'un certain temps, un des Italiens, alliant la piété à la scélératesse, avoua en confession quelques-unes de ses peccadilles, à la suite de quoi la police apprit confidentiellement que des crimes atroces et des empoisonnements étaient commis dans Paris. Les deux Italiens furent arrêtés. A défaut de preuves suffisantes, on les enferma à la Bastille. L'un y mourut ; l'autre, qui se nommait *Exili*, y était prisonnier, quand une lettre de cachet jeta dans sa cellule un jeune officier, Gaudin de Sainte-Croix, l'amant de la marquise de Brinvilliers. L'Italien ne tarda pas à initier l'officier dans l'art des morts subites.

Au bout d'un an (1666), Sainte-Croix fut mis en liberté avec l'artiste en poisons, qu'il prit à son service et qui lui fit connaître un apothicaire allemand livré à la fabrication des poisons dans le faubourg Saint-Germain. Ayant renoué ses relations avec la marquise, il s'entoura de prudence et songea à mettre en œuvre les mystérieux moyens de se débarrasser de tout censeur incommode. Les deux amants commencèrent par le père de la marquise, ses fonctions de lieutenant civil le mettant trop facilement au courant des désordres de sa fille. Ce fut bientôt le tour de son fils aîné, devenu aussi lieutenant civil ; puis de son second fils. Le poison de la marquise ne fut pas aussi expéditif sur sa sœur ni sur sa belle-sœur. Celles-ci survécurent à plusieurs tentatives.

D'un autre côté, Sainte-Croix, que ruinaient sans cesse ses folles prodigalités, s'était adroitement glissé dans le monde de la finance. D'intimes relations l'unirent bientôt à Reich de Penautier, receveur général du clergé et trésorier des États de Languedoc. Le receveur général avait grand intérêt à se défaire de plusieurs personnes, entre autres de son beau-père, de son associé, et d'un autre rival dont il aspirait à cumuler la charge avec la sienne. Tous ces importuns furent enlevés par une mort rapide, analogue à celle des parents de la Brinvilliers. Sainte-Croix refaisait ainsi sa fortune quand un événement dramatique vint mettre un terme à cette série de crimes : l'apothicaire allemand avait péri en composant ses drogues, et Sainte-Croix, obligé de les préparer lui-même, ne tarda pas à avoir le même sort. La justice, avertie, fit une descente dans son laboratoire et y trouva des fourneaux renversés, des vases brisés, les restes du masque de verre dont les alchimistes se servaient encore pour opérer leurs sublimations hasardées. On y trouva aussi, parmi une foule de paquets et de boîtes suspectes, une cassette dont le contenu fut toute une révélation : il y avait un papier écrit de la main du défunt et qui suppliait ceux qui trouveraient cette cassette de la rendre à la marquise de Brinvilliers ; il y avait aussi des papiers destinés à M. de Penautier, enfin plusieurs petits paquets contenant du sublimé, de l'opium, de l'antimoine, du vitriol, etc., et deux fioles remplies d'une *eau claire* dont on ne put déterminer la nature, mais qu'on expérimenta sur des animaux : les effets en furent terribles, sans laisser cependant aucune trace après la mort.

Lachaussée, un des valets de Sainte-Croix, fut arrêté ; la torture lui arracha des aveux sur tous les empoisonnements qu'il avait commis à l'instigation de son maître et de la marquise. Il fut rompu vif et expira sur la place de Grève en 1673.

L'arrêt de Lachaussée condamnait aussi par contumace la Brinvilliers à avoir la tête tranchée ; mais elle n'avait pas attendu le jugement. Après avoir essayé vainement de séduire le dépositaire de la fameuse cassette, elle s'était enfuie en Angleterre et de là dans les Pays-Bas. Au printemps de 1676, elle se trouvait dans un couvent de Liège. Regardant ce pieux refuge comme un asile inviolable, elle se mit en correspondance avec son mari et sa sœur.

Quelque indiscrétion sans doute de l'un ou de l'autre fit découvrir sa retraite, d'où la police française ne put l'enlever que par la ruse. Un agent, déguisé en abbé, s'introduisit auprès de la marquise, parvint à la séduire et à l'attirer hors la ville, dans un endroit mystérieux, où des archers apostés s'emparèrent de la fugitive. Le faux abbé obtint ensuite de fouiller la chambre du couvent et y trouva une cassette qui contenait sa confession générale, où elle avait consigné ses abominables forfaits de toute nature. L'arrivée de la marquise à Paris et la vulgarisation de sa confession excitèrent au plus haut point la curiosité du public. On craignit un moment que le procès ne fût étouffé, parce qu'il y avait des personnages importants à ménager.

Louis XIV fit dire aux magistrats de faire leur devoir sans faiblesse et sans crainte. Des théologiens eux-mêmes déclarèrent au Parlement que l'accusation pouvait se servir de la confession trouvée à Liége. Le procès fut mené rapidement et aboutit à un arrêt aux termes duquel, après avoir été appliquée à la question ordinaire [1], la marquise de Brinvilliers eut la tête tranchée, le corps brûlé et les cendres jetées au vent [2] en place de Grève (17 juillet 1676).

Ce supplice ne mit pas fin aux empoisonnements, qui infesté-

[1] C'était la *toxicologie légale* de l'époque, les médecins étant incapables de reconnaître l'empoisonnement et les chimistes de dégager le corps du délit. La marquise avoua donc que les poisons dont elle avait fait usage étaient l'arsenic, une *eau* pour les aliments liquides, une *poudre* pour les aliments solides, d'autres préparations dont elle ne connaissait pas la nature, et qui lui avaient été fournies par l'apothicaire allemand et Sainte-Croix.

[2] Mme de Sévigné, qui, elle aussi, était allée voir passer la célèbre empoisonneuse, écrivit à Mme de Grignan : « Enfin c'en est fait, la Brinvilliers est en l'air ; son pauvre petit corps a été jeté, après l'exécution, dans un fort grand feu, et les cendres au vent, de sorte que nous la respirons, et, par la communication des petits esprits, il nous prendra quelque humeur empoisonnante dont nous serons tout étonnés ». (Lettre du 17 juillet 1676.)

rent alors Paris et se multiplièrent spécialement dans la haute
société. Au milieu de ces morts subites et de cause inconnue, on
jetait le nom d'un bureau de magie et d'incantation. C'était
celui de la Voisin, célèbre tireuse de cartes qui avait joint à son
métier de devineresse le commerce plus lucratif des poisons et
plus spécialement de la *poudre de succession* [1], si recherchée des
gentilshommes décavés du grand règne. Non seulement elle
prédisait aux héritiers la mort de leurs riches parents ou celle
des maris incommodes, des concurrents de place, mais encore
elle s'engageait à leur livrer l'événement qu'elle avait promis.
Elle s'était associé la Vigoureux, autre sorcière comme elle, et
des prêtres nommés Lesage, Guibourg et d'Avaux. Le résultat
de cette association fut ce surcroît de crimes dont il vient d'être
parlé et qui rendit nécessaire la création de la *Chambre ardente*,
ou *Chambre des poisons*, laquelle, ayant à juger tout ce que la
Cour avait de plus élevé, devait être un tribunal secret comme
celui de Venise ou de Madrid.

Les deux sorcières, les prêtres et plus de quarante autres accusés furent jugés et condamnés par cette Chambre. Mais les hauts
personnages, des maréchaux de France, les femmes les plus
recommandables de la Cour, trouvèrent un appui dans Louis XIV
et échappèrent. Quant à la Voisin, elle fut brûlée, la Vigoureux
pendue, ainsi que les autres complices qui n'appartenaient pas
à la noblesse (1688). Ce supplice ne mit pas fin à l'*association*
des empoisonneurs. Nous retrouvons encore, quelques années

[1] Avec cette poudre, qui était réellement toxique, on employait aussi d'autres
substances tout à fait inoffensives, comme la *poudre de diamant*, les émanations
subtiles dont l'odeur ou le simple contact étaient censés pouvoir produire la mort
prompte ou lente suivant les circonstances. On ne sait rien de précis sur ces
gants, ces chemises, ces étoffes, ces bouquets, assaisonnés à l'italienne, à qui l'on
a attribué des effets si surprenants. On pense aujourd'hui qu'il y avait là comme
un trompe-l'œil à la faveur duquel les empoisonneurs d'alors détournaient l'attention publique et pouvaient avec impunité administrer simplement, par la voie ordinaire, leurs toxiques usuels.

après, un de ses adhérents les plus célèbres, Barinton, ce simple laboureur de la Beauce devenu maître en maléfices, et qui cumulait le poison et la magie.

Pour ses clients venus de Paris, il disait des messes sur le ventre de sa servante, vendait de l'arsenic aux époux mal assortis, nouait l'aiguillette, jetait des sorts, etc.

D'autres empoisonneurs employaient encore le sucre de cantharides et l'arsenic distillé au suc de crapauds, la *spigelée* ou brinvilière, plante réputée vénéneuse, de la famille des Loganiacées, l'acide cyanhydrique, etc.

Mais il nous faut revenir à quelques années en arrière pour parler du tragique événement qui eut lieu à Saint-Cloud le 30 juin 1670.

« Madame se meurt ! Madame est morte ! » tel fut le cri d'épouvantement par lequel Bossuet apprit au monde entier la mort soudaine et violente qui enleva, à l'âge de 26 ans, Henriette d'Angleterre, femme du frère de Louis XIV et sœur de Charles II, roi d'Angleterre. Cette princesse, après avoir bu un verre d'*eau de chicorée*, ressentit de vives douleurs d'entrailles, et, connaissant les mœurs corrompues de la Cour, elle ne douta pas un instant qu'elle ne fût empoisonnée. En vain deux de ses dames de compagnie burent devant elle de la même eau de chicorée, elle resta inébranlable dans sa conviction et expira au bout de neuf heures, malgré un contre-poison qui se composait d'huile et de poudre de vipère.

Dans le public, et surtout à la Cour d'Angleterre, cette foudroyante catastrophe souleva les plus graves soupçons. On connaissait la mésintelligence qui régnait entre Madame et son mari, et qui avait même abouti à faire exiler de France le chevalier de Lorraine, un des mignons du frère de Louis XIV. La situation était on ne peut plus embarrassante pour le grand roi : il lui fallait à tout prix étouffer ces bruits d'empoisonnements s'il voulait ne pas compromettre son frère, que tout le monde accusait, et ne pas mécontenter le roi d'Angleterre, son nouvel allié contre la Hollande. Il réussit à calmer les esprits dans le royaume et à l'étranger par les éclatantes manifestations de sa douleur, par l'importante oraison funèbre de Bossuet, et par les rapports des médecins, qui déclarèrent que Madame avait succombé à une *phtisie* pulmonaire ! Malgré tous les démentis officiels, cette mort étrange a conservé la gravité d'un empoisonnement historique. Voici quelques détails à l'appui.

Louis XIV, attentif aux rumeurs qui se produisaient alors, pensa que Purnon, le maître d'hôtel de Madame, devait être pour quelque chose dans la catastrophe ; il le fit amener secrètement auprès de lui, le menaça d'une mort instantanée s'il dissimulait quoi que ce soit, et lui promit la vie sauve s'il avouait tout.

Purnon, dans son interrogatoire, répondit que Madame avait été réellement empoisonnée ; que le poison avait été envoyé de Rome par le chevalier de Lorraine à son ami le marquis d'Effiat, que celui-ci en avait frotté l'intérieur de la *tasse réservée* à Madame, et que même il avait été surpris par un garçon de chambre pendant qu'il s'occupait à l'armoire où la tasse de Madame était à côté du pot d'eau de chicorée qu'on lui préparait chaque jour.

Le roi ayant demandé si son frère savait quelque chose de ce complot, Prunon affirma qu'il y était complétement étranger; Louis XIV laissa alors échapper un soupir de soulagement et remit le prévenu en liberté; puis, sans venger autrement la mort de sa belle-sœur, il reprit le cours de ses affaires et de ses galanteries. Bientôt même, sur les instances de son frère, il accorda le pardon et le retour du favori exilé.

En 1689, une jeune reine d'Espagne, la fille même d'Henriette d'Angleterre et de son triste époux, Philippe d'Orléans, était enlevée, comme sa mère, par une mort rapide et criminelle. Le poison avait été préparé dans une tourte d'anguilles ; les dames de compagnie qui en mangèrent périrent comme la reine.

Le motif de cet empoisonnement eut pour origine, dit-on, une indiscrétion de la part de cette reine, qui avait révélé à son oncle Louis XIV l'impuissance de son mari, Charles II d'Espagne, et l'on a accusé la comtesse de Soissons, exilée de France et réfugiée à la Cour de Madrid, de s'être chargée des manœuvres de l'empoisonnement.

Deux ans après, la fin tragique de Louvois fit aussi beaucoup de bruit. Ce ministre impérieux et gênant pour Louis XIV et pour Madame de Maintenon, succomba en quelques heures : grand buveur d'eau, il avait bu au pot qui était toujours sur sa cheminée et dans lequel on aurait furtivement introduit une substance malfaisante que l'autopsie retrouva. Il est certain que Louis XIV éprouva peu de regrets de ce fatal événement.

Mais à son tour le grand roi fut frappé dans ses plus chères affections de famille : en moins de trois ans (1711 à 1714) il vit périr son fils, son petit-fils et trois arrière petit-fils. Le jeune duc d'Anjou, qui devait être Louis XV, seul survécut, après une enfance longtemps maladive. Ces morts imprévues et mystérieuses, à une époque où le poison était pour ainsi dire à la mode, personne ne voulait les croire naturelles. On les attribua à une intervention criminelle. L'ambition du duc d'Orléans, neveu et gendre du roi, n'était pas moins accusée que ses mœurs ; on parlait de ses relations avec le chimiste Humbert, qui lui enseignait la chimie, science peu répandue encore et qui n'était pour la foule que l'art de faire de l'or ou du poison. Le cri public fut effroyable et la multitude menaça de déchirer le duc d'Orléans le jour des funérailles. Les médecins qui avaient ouvert les corps des victimes étaient partagés sur la question de poison.

D'un autre côté, le parti des bâtards royaux contre les princes du sang agissait sur l'esprit de Louis XIV par le jésuite Le Tellier, qui était son confesseur et qui lui répétait que, plus il mourait de princes, plus le duc d'Orléans devenait insensiblement l'héritier présomptif de la couronne.

Sous le poids de ces accusations, le duc alla demander au roi la Bastille et des juges. Louis XIV, craignant pour l'innocence de son neveu, lui refusa l'irréparable scandale du procès qu'il sollicitait ; il ne voulut même pas laisser ouvrir le corps de son dernier mort, le petit duc de Berry, de peur qu'on ne trouvât des traces de la cause qui dévorait sa postérité. La critique historique n'a point confirmé tous ces soupçons, et il est admis aujourd'hui que la plupart de ces morts si rapprochées de la race de Louis XIV doivent être attribuées à des maladies éruptives malignes mal sorties (comme variole, rougeole pourprée, à éruption irrégulière) et dont les marques à peine saisissables avaient laissé le champ libre aux accusations d'empoisonnement.

Nous ne pouvons quitter le *grand règne*, grand par la gloire, mais non moins grand par le crime, sans parler de l'émouvant et horrible drame qui se passa en 1667 aux environs de Montpellier et dont la belle marquise de Ganges fut la malheureuse victime. Mariée à 13 ans au marquis de Castellane, petit-fils du maréchal de Villars, elle avait été amenée quelques années après à la Cour, où son éblouissante beauté fit sensation, et allait même, disait-on, captiver le cœur de Louis XIV, quand son jeune époux, officier de marine, et qui tenait plus à son honneur qu'aux faveurs royales, enleva de la cour sa *belle Provençale*, comme la nommaient les courtisans, et se réfugia avec elle à Avignon. Un ordre du roi vint bientôt le chercher dans sa retraite et le remettre à la mer. Un naufrage sur les côtes de Sicile fit le reste.

La jeune et riche veuve, malgré sa vraie douleur, malgré les austérités du cloître où elle s'était retirée, malgré même le sinis-

tre oracle que lui avait donné la Voisin, la fameuse nécroman-
cienne de l'époque, ne put résister que deux ans aux séductions
qui l'entouraient. Elle se remaria, en 1658, au marquis de Ganges, gentilhomme languedocien, qui sous les dehors les plus élé-
gants cachait l'âme la plus perverse.

Au bout de peu d'années, le marquis, convoitant l'immense
fortune de sa femme, s'était fait faire un testament en sa faveur,
et il avait associé à son criminel dessein ses deux frères, l'abbé
et le chevalier, lesquels, après avoir échoué dans leurs tentatives de séduction, étaient prêts à tout pour se venger de leur
belle-sœur.

Un premier empoisonnement eut lieu au moyen d'une *crème
à l'arsenic*. L'effet manqua, parce que la crème avait été servie
à la fin du repas et neutralisée en partie par une grande quantité de lait bue aux premières coliques.

Les trois frères, changeant alors de tactique pour tromper la
défiance de la marquise, affectent envers elle une recrudescence
de respectueuse galanterie, ajournant leur perfide projet à une
occasion plus favorable : celle-ci se présenta le 17 mai 1667.
La marquise étant seule au château de Ganges avec ses beaux-
frères, après le départ calculé de son mari, se sentit indisposée ;
elle désire prendre une purgation. L'abbé prépare lui-même la
médecine ; mais la malade hésite et rejette le médicament. Alors
le criminel, se voyant deviné, veut en finir à tout prix. Il
détrempe dans de l'*eau-forte de l'arsenic et du sublimé*, et vient
à la marquise avec ce breuvage d'une main et un pistolet de
l'autre. En même temps, le chevalier entre l'épée au poing :
« Madame, s'écrie l'abbé, il faut mourir ; voici le fer, le feu et
le poison : choisissez ! » Prières, larmes, rien ne fléchit les bour-
reaux. Le chevalier presse la pointe de son épée sur la poitrine
de la victime, tandis que l'abbé lui tient le pistolet sur le front.
La marquise avale le poison ; on lui fait même avaler de force la
matière qui s'était précipitée au fond du verre, mais qu'elle

réussit à retenir dans sa bouche et à rejeter furtivement au fond du lit ; puis elle demande un confesseur. Les deux scélérats se retirent, fermant la porte à clé.

Sans perdre de temps, la malade se lève ; elle préparait ses draps pour s'évader par la fenêtre, quand, à l'arrivée du prêtre envoyé comme confesseur, mais qui était le digne complice des assassins, elle se précipite dans la basse-cour du château. Le prêtre, voyant la victime s'échapper, jette sur elle une grosse cruche d'eau pour l'écraser ; la cruche se brise à ses pieds.

La pauvre femme, torturée par des douleurs d'entrailles et au milieu de ses violentes émotions, se provoque à vomir en se mettant dans le gosier la tresse de ses cheveux ; elle rejette en grande partie le poison ; — un sanglier domestique qui en avala en mourut sur-le-champ. — Ayant repris quelques forces, la marquise se réfugie auprès d'un palefrenier qui en eut pitié et la confia à des femmes du voisinage.

Cependant le chevalier et l'abbé étaient à sa poursuite. Comme elle s'était enfuie à leur approche, ils la rejoignent à trois cents pas du château et la font entrer dans une maison, prétextant qu'ils ne veulent pas laisser leur belle-sœur se donner en spectacle dans sa folie furieuse. Là, le chevalier empêche qu'on lui donne secours, il casse le verre d'eau qu'on lui présentait pour calmer ses douleurs d'entrailles, et, pour en finir, il porte plusieurs coups d'épée à la victime, lui laissant même un tronçon de l'arme dans l'épaule. Il l'aurait achevée sans la résistance courageuse des femmes présentes, qui le forcèrent à prendre la fuite.

Il était 9 h. du soir ; les consuls de Ganges étaient accourus pour prêter main-forte : on se mit à la poursuite des assassins ; mais ceux-ci ayant gagné pendant la nuit le port d'Agde, réussirent à s'embarquer et à se dérober ainsi à la justice.

Le marquis de Ganges arriva enfin au chevet de la mourante, et, après quelques hypocrites démonstrations de douleur, il chercha à s'en assurer la fortune en la priant de révoquer tout testament qui n'était pas en sa faveur. La marquise ne voulut point accéder à ce désir; elle demanda à être transportée à Montpellier, où demeurait sa mère ; mais elle dut y renoncer, en raison de la gravité de sa situation, et elle expira le 5 juin 1667, après dix-neuf jours de souffrances.

A l'ouverture du corps, les médecins reconnurent que la marquise de Ganges était morte par la seule force du poison, aucun des sept coups d'épée qu'elle avait reçus n'étant mortel. L'estomac et les entrailles furent trouvés brûlés et le cerveau noirci. Le procès-verbal ajoute que le breuvage infernal qu'on lui avait donné *eût tué une lionne en quelques heures* [1].

La France de Louis XV, avec sa Cour on ne peut plus dépravée, fut cependant moins féconde que la précédente en empoisonnements célèbres. Il faut arriver à l'année 1776, deux ans après *l'avènement* de Louis XVI, pour trouver un de ces crimes qui rappellent les seigneurs de Ganges et la Brinvilliers. Le héros de cette nouvelle scélératesse se nommait Desrues, espèce d'être efféminé et tout contrefait, un type d'astuce et d'hypocrisie, qui, sous un sourire moitié béat moitié matois, cachait une énergie capable des plus grandes audaces. Établi épicier dans la rue Saint-Victor, il avait acquis, grâce à ses pratiques de piété, la réputation du plus honnête marchand du quartier ; mais ses liaisons avec de grands seigneurs ruinés et libertins le conduisirent rapidement à la misère et au crime. Après quelques années d'une existence pleine d'escroqueries, il se rendit acquéreur d'une terre considérable appartenant à la famille Saint-Faust de la Motte ; mais comme il en ajournait toujours le paiement, Mme de la Motte l'avertit qu'elle se rendait elle-même à Paris pour terminer l'affaire. Il alla l'attendre à la descente du coche et

---

[1] Voir l'*Instruction* faite par M. Catalan, commissaire-député, envoyé à Ganges par le parlement de Toulouse, 1667.

l'entoura de tant de prévenances qu'elle ne put refuser d'accepter l'hospitalité chez lui. Quelques jours après, la dame se plaignait de nausées et de maux de tête ; puis survinrent des vomissements que Desrues se chargea d'arrêter avec une mixture de sa composition.

Ayant éloigné, sous divers prétextes, pendant quelques jours tous les gens de sa maison, il était resté seul avec la malade. Une fois morte, il la renferma dans une grande malle qu'il fit transporter d'abord dans l'atelier d'un de ses amis, sculpteur au Louvre, et ensuite dans une cave loin de son domicile. Et quand sa femme rentra au logis, il lui fit croire que Mme de La Motte, après avoir été payée avec l'argent qu'il avait emprunté, était partie pour Versailles où elle avait à solliciter pour une affaire.

La famille de La Motte n'avait qu'un fils, alors âgé de seize ans, faisant ses études dans une institution de Paris, et qui avait Desrues pour correspondant depuis que ses parents étaient en relation avec l'ancien épicier.

Celui-ci alla chercher l'écolier à son institution pour le conduire, disait-il, auprès de sa mère. Au départ de Paris, qui eut lieu le lendemain de bon matin, le jeune homme prit du chocolat préparé par Desrues, et en route il éprouva des nausées et des crampes d'estomac. Arrivé à Versailles, il ne trouva pas sa mère, et comme il se sentait de plus en plus fatigué, Desrues, qui se présente sous le nom de Beaupré, l'installa dans une modeste auberge et le traita à sa guise sans faire appeler de médecin, sous prétexte qu'il en savait assez pour soigner lui-même son soi-disant neveu, atteint d'une affection grave, fruit de débauches précoces. Le lendemain, le jeune homme était mort ; et quand vint le prêtre, appelé au dernier moment, Desrues était à genoux près du lit, récitant la prière des agonisants. Il l'ensevelit même de ses propres mains, présida à l'enterrement et montra en sa douleur une si édifiante piété que tout le monde, même l'abbé, le prit pour un saint homme.

De retour à Paris, Desrues produisit un acte sous-seing privé, d'après lequel Mme de La Motte reconnaissait avoir reçu le montant total de l'acquisition de la terre. Pour prouver qu'il avait été en mesure de compter cette somme, il exhiba des pièces constatant qu'il tenait une partie de cet argent de l'héritage d'un parent de sa femme et qu'il avait emprunté le reste à un de ses amis, conseiller du roi.

Mais pour assurer la réussite à ses machinations, il lui manquait une pièce essentielle : la procuration de M. La Motte autorisant sa femme à contracter. Cette pièce était déposée chez le procureur Jossy, à Paris ; il mit tout en œuvre pour l'obtenir, mais il n'y parvint pas. En présence de ces étranges agissements, le procureur eut des soupçons qu'il s'empressa de communiquer à M. de La Motte. Celui-ci, depuis la mystérieuse disparition de sa femme et de son fils, n'avait cessé d'en demander des nouvelles à Desrues, qui répondait n'en rien savoir, sinon que Mme de La Motte avait été vue à Versailles avec un M. de Beaufort que l'on supposait être un ancien amant, le père de son fils, et qu'il était probable qu'il les avait emmenés tous les deux dans quelqu'une de ses terres.

Ce que Desrues cherchait surtout, c'était de se faire mettre en possession de la terre achetée. M. de La Motte, non seulement continuait de s'y opposer, mais encore il déposa au Châtelet une plainte contre lui «en supposition de vente et suppression de personne ».

Entre temps, Desrues s'était rendu secrètement à Lyon, et, s'étant habillé en femme, il se présenta chez un notaire sous le nom de Mme de La Motte ; il eut l'adresse de faire rédiger un acte d'après lequel cette dame déclarait avoir reçu de M. Desrues la plus grande partie du prix de la terre qui lui appartenait et autorisait son mari à poursuivre en son absence le recouvrement du reste. Rouerie inutile, car le coupable fut arrêté dès qu'il rentra à Paris. La police avait rassemblé des preuves accablantes contre lui ; elle finit, sur les indices d'un chien, par découvrir le cadavre de Mme de La Motte dans la cave où il était enfoui, et, après l'exhumation à Versailles de la seconde victime, le rapport du médecin déclara que la mère et le fils étaient morts du même poison.

D'après les symptômes commémoratifs et les données des autopsies, il est vraisemblable que ce toxique était l'arsenic, ce poison classique et traditionnel. Desrues soutint son innocence ; les tortures de la question ne lui arrachèrent aucun aveu. Il fut condamné comme « empoisonneur de dessein prémédité », et le 6 mai 1777 il fut rompu vif, puis brûlé, et ses cendres jetées au vent. Il avait montré jusqu'au dernier moment une résignation si chrétienne, une piété si touchante, que quelques commères voulurent avoir de ses reliques.

Ensuite et pendant de longues années, la matière toxique semble rester étrangère à l'histoire des crimes; elle est seulement l'objet d'études et d'expériences plus précises au point de vue scientifique et humanitaire.

Bordeu, dans ses *Recherches sur la colique du Poitou*, discute avec une perspicacité merveilleuse les conditions qui font que, dans les pays où l'on travaille les métaux, où l'on est exposé à l'action d'un poison en quelque sorte journalier, les ouvriers sont sujets ou échappent aux *coliques métalliques*, pour la cure desquelles l'hôpital de la Charité s'était fait une grande réputation avec son fameux arcane, son spécifique féroce, mais infaillible. Ce spécifique se composait ainsi : une partie de verre d'antimoine et deux parties de sucre. D'abord appelé *macaroni*, en raison de son origine italienne [1], il prit ensuite le nom de *mochlique*, et plus tard fut remplacé tout simplement par le

---

[1] Les religieux de la Charité, en quittant l'Italie pour venir s'établir à Paris, avaient reçu des médecins-chimistes leurs compatriotes les formules de quelques remèdes. De ce nombre était le *macaroni*.

tartre stibié, dont l'emploi abusif amenait de tels dangers qu'on ne le prenait plus sans avoir auparavant fait son testament et s'être confessé.

Bordeu loue beaucoup Boerhaave d'avoir cherché à délivrer la médecine du fardeau inutile des remèdes chauds et violents dont on l'avait chargée, et d'avoir travaillé à réformer la chimie, qui était la magie à la mode.

Dans un autre opuscule intitulé *Recherches sur l'histoire de la Médecine*, Bordeu, partisan déclaré de l'*empirisme* ou de la *médecine expérimentale*, exalte les vertus de la *thériaque*, ce chef-d'œuvre de l'empirisme antique. « Andromaque, qui l'inventa, dit-il, en combinant toutes les formules des empiriques, fit un composé monstrueux qui dure encore et qui durera toujours ; qui toujours sera l'écueil de tous les raisonnements, de tous les systèmes, et qu'on ne bannira jamais : la thériaque est, pour ainsi dire, suivant le cœur, suivant l'instinct, ou suivant le goût de tous les hommes »… « Elle contient éminemment, par ses agents spiritueux, toutes les vertus nécessaires dans les incommodités et les accidents des maladies ; elle console la nature, elle la remet dans tous les cas de langueur, de faiblesse, de tristesse ; elle réveille les fonctions de l'estomac, toujours en faute dans les maladies ; elle excite dans les corps un tumulte d'ivresse nécessaire pour vaincre les dérangements de ce viscère important, qui est à tant d'égards un des centres de la vie, de la santé et de l'exercice de toutes les fonctions. Elle réussit dans mille cas qui semblent opposés, parce qu'elle a mille côtés favorables à la santé ; elle réunit, pour ainsi dire, tous les goûts possibles de tous les estomacs. J'en suis fâché pour la théorie et pour les médecins de toute autre secte que que celle des empiriques. Ils l'attaqueront tant qu'ils voudront ; ils prouveront que cette composition n'a pas le sens commun, suivant les règles de la bonne pharmacie ; mais le langage des siècles est plus fort que les plus belles dissertations… »

« ... J'ai vu pendant plusieurs années donner chaque soir un bol de thériaque à tous les malades de l'hôpital de Montpellier, tandis que les Écoles de cette métropole de la médecine retentissaient d'invectives contre cette composition...

» Il est pourtant vrai qu'il y a quelques occasions, dans certaines maladies aiguës, où les vrais cordiaux sont des remèdes aqueux et relâchants.

» Je m'étonne qu'on n'ait pas essayé de composer, pour les maladies aiguës, un remède universel, en faisant un mélange ou un assemblage de tous les corps des fruits muqueux ou pulpeux. C'est de ce mélange non fermenté qu'on pourrait composer une sorte de thériaque pour les maladies vives et courtes. Si une telle préparation était traitée par une main aussi heureuse que celle d'Andromaque, elle l'emporterait sur tous les sirops et les électuaires, qui ne sont que des diminutifs de cette *thériaque des aiguës* dont on conçoit la possibilité. Avec ce remède et la thériaque ancienne, on irait loin en médecine... »

Il est vraiment regrettable que Bordeu en soit resté à la théorie, et qu'il n'ait pas confectionné la *thériaque* rafraîchissante en opposition avec la *thériaque échauffante et cordiale* d'Andromaque. Quelle fortune c'eût été pour la méthode de Broussais !

A la fin du xviiie siècle, une révolution s'est opérée dans le domaine toxicologique. Les théories absurdes du galénisme et de la superstition du moyen âge sur l'action des substances vénéneuses s'éclipsent devant les progrès des sciences positives. Le génie de Scheele, de Cavendish, de Priestley, de Lavoisier, a répandu la lumière sur le chaos des connaissances chimiques.

Déjà les médecins et les chimistes commencent à être plus savants et plus habiles que les empoisonneurs ; et maintenant, si l'art des empoisonneurs est perdu, comme on le répète souvent, c'est non pas parce que nous en savons moins, mais parce que nous en savons plus que nos ancêtres. La recherche des poisons, d'abord et longtemps poursuivie dans un but exécrable, a conduit cependant à des résultats heureux ; par elle, la médecine s'est enrichie d'une foule de remèdes salutaires, et la thérapeutique moderne lui emprunte chaque jour une arme nouvelle de guérison. De nos jours, la toxicologie rend encore à la société d'autres services : elle prévient beaucoup de crimes par la crainte qu'elle inspire aux mal intentionnés de voir leur poison, le *corps du délit*, dégagé des organes de la victime et montré en nature aux yeux de la justice.

On n'en était pas encore là lors de l'affaire Castaing, ce médecin empoisonneur, sous la Restauration.

Pauvre et ambitieux, ce criminel s'était adonné pendant ses études médicales à la recherche des substances capables de donner la mort sans laisser de traces de leur passage. Ainsi préparé, il se lie en 1821 avec deux jeunes gens de son âge, les frères Ballet, qui venaient d'hériter, par la mort de leurs parents, d'une fortune de 800,000 francs. Le plus jeune, d'une santé délicate, souffrait depuis quelque temps d'une maladie de poitrine. Après une saison aux eaux d'Enghien, où Laënnec l'avait envoyé, il paraissait rétabli, quand un mal subit le saisit tout à coup, et, trois jours après, il rendait le dernier soupir. Castaing seul lui avait donné des soins, ayant sous divers prétextes éloigné ses parents et ses amis. Le jour du décès, il était resté enfermé, deux heures durant, dans la chambre mortuaire, occupé à fouiller dans les meubles du défunt. Il vint lui-même apprendre à son ami la mort de son frère, et lui montra en même temps son testament, qui le déshéritait en faveur d'une sœur utérine. « Ce testament, ajouta-t-il, a été écrit en double. L'une des deux copies était enfermée dans le secrétaire de votre frère, et, par amitié pour vous, j'ai cru devoir commettre la mauvaise action de m'en emparer ; la voici. »

Ballet le remercie avec effusion, puis il s'écrie :

« — Mais à quoi peut me servir cette copie si je n'ai pas l'autre ? où est cette autre ? »

« — Je le sais, répondit Castaing. Elle se trouve déposée entre les mains d'un ancien maître-clerc de l'étude de votre père. Avec cent mille francs, je me charge de l'obtenir. »

Après quelques hésitations, Ballet remit ces cent mille francs à Castaing et partit avec lui pour se rendre au domicile de ce maître-clerc. Le docteur monta seul dans la maison, puis redescendit apportant cette seconde copie si désirée. Il la donne à Ballet, qui la déchire aussitôt, comme la première. Castaing s'était ainsi créé un complice qu'il tenait désormais à sa discrétion. Il ne le quitte plus et finit par en obtenir un testament qui l'instituait son légataire universel.

A six mois de là, les deux amis étant allés en partie de plaisir à Saint-Cloud, Ballet fut pris pendant la nuit d'une indisposition subite, après avoir bu un verre de vin chaud que Castaing avait préparé avec du sucre et du jus de citron. Avant le lever du jour, le docteur s'était fait ouvrir l'hôtel sous prétexte d'aller prendre l'air dans le parc ; mais une fois dehors, il courut en voiture à Paris où il acheta chez un pharmacien 60 centigr. d'émétique et chez un autre 2 gram. d'acétate de morphine.

A huit heures, il était de retour et faisait boire au malade du lait froid, puis une potion de sa composition. Dans la soirée et dans la nuit, les coliques et les vomissements se succédèrent sans relâche. Un médecin de Saint-Cloud, appelé en consultation, prescrivit une potion calmante ; Castaing en donne lui-même une dose au malade. L'effet en fut prompt et terrible : un état convulsif se déclare et persiste jusqu'à la mort, qui arrive le lendemain matin, 1er juin 1823, au milieu des sanglots et des démonstrations de piété religieuse du perfide ami.

Malgré ces marques de profonde douleur, des soupçons s'élevèrent sur la cause d'un trépas si étrange ; ils se changèrent en présomptions accablantes quand on vit Castaing produire le testament du défunt et réclamer l'héritage.

Un ami à qui Ballet avait fait des confidences antérieures avertit la justice, et Castaing fut arrêté.

L'instruction traîna en longueur, et le procès ne commença que le 6 novembre 1823. L'autopsie, faite par les médecins légistes les plus réputés de Paris, ne fournit point la preuve matérielle. Il paraît même que les altérations observées sur le cadavre pouvaient tout aussi bien provenir de certaines maladies naturelles que de substances toxiques. La conviction du jury se fit sans doute avec d'autres éléments que le corps du délit. Castaing y contribua lui-même par ses confidences à un prisonnier qui joua le rôle de *mouton* et le trahit. Malgré la défense de Berryer et les réponses équivoques des experts-médecins en faveur d'un confrère, il fut condamné à mort, et, après avoir tenté de se détruire avec un poison subtil qu'on lui avait fait passer dans une boîte de montre, il fut exécuté le 6 décembre 1825.

Aujourd'hui, les réactions chimiques qui décèlent la présence des alcaloïdes de l'opium et de leurs sels, notamment l'acétate de morphine, laissent peu à désirer. On sait aussi que les substances de cet ordre se conservent longtemps sans altération, même dans un cadavre putréfié. L'opium et ses dérivés sont donc justement rayés de la liste des poisons qui ne laissent pas de traces appréciables.

Dans les empoisonnements célèbres qui suivirent, on a affaire à des substances beaucoup plus vulgaires, que certains usages domestiques mettent pour ainsi dire dans toutes les mains, mais dont on retrouve facilement la présence matérielle dans le corps des victimes ; nous voulons parler du phosphore et de l'arsenic.

Leur emploi criminel a pris dans la statistique une prépondérance numérique bien marquée, le phosphore surtout, depuis l'usage généralisé des allumettes chimiques [1]. Il faut reconnaître cependant que l'arsenic, ce toxique qui figurait dans toutes les officines des empoisonneurs des siècles derniers, qui faisait la base du poison des Borghia et de l'*Acqua tophana*, reste encore « le roi des poisons » à cause de la facilité de son administration, et pourrait même être appelé « le poison des rois » s'il n'avait été aussi manié par les scélérats de basse extraction.

C'est l'arsenic qui est en jeu dans le drame judiciaire le plus émouvant que notre XIXᵉ siècle ait ajouté aux fastes du crime. On a deviné qu'il s'agit de l'affaire Lafarge.

Marie Capelle, fille d'un colonel d'artillerie, intéressante et gracieuse orpheline, se faisait remarquer, à défaut de beauté, dans la société parisienne, par le charme de son esprit cultivé et un peu romanesque, quand on la maria en 1838, par l'entremise de l'agence de M. Foy, à un jeune veuf, M. Pouch-Lafarge, maître de forges dans la Corrèze, homme commun et peu délicat, dont les affaires embarrassées avaient grand besoin de l'apport d'une dot. Après des débuts orageux qui eurent pour origine la désillusion de la jeune Parisienne reléguée au *château* du Glandier, espèce de masure dans un désert, avec un entourage de gens grossiers, le jeune ménage reprit une existence supportable. Un accord parfait parut même y régner, au point que les deux époux échangèrent des testaments en faveur l'un de l'autre.

A quelque temps de là, Lafarge, étant allé à Paris pour ses affaires, tomba malade à l'hôtel, après avoir mangé un gâteau que sa femme lui avait envoyé et qu'elle avait substitué — on l'apprit plus tard — à d'autres petits gâteaux du pays expédiés par la mère de Lafarge. Ce dernier revient au Glandier ; la maladie s'aggrave et il expire le 14 janvier 1840 à la suite de vo-

[1] En 1855, on comptait encore en France 42 empoisonnements par l'arsenic et 21 par le phosphore ; en 1862, 5 par l'arsenic et 16 par le phosphore.

missements répétés et de violentes coliques. Dix jours après, au milieu des rumeurs soulevées par cette mort étrange, Marie Capelle fut mise en état d'arrestation.

Pendant la maladie de son mari, les gens de la maison avaient vu souvent Mme Lafarge mêler aux breuvages qu'elle lui administrait une *poudre blanche* qu'elle disait être de la gomme arabique. A plusieurs reprises aussi, elle avait fait acheter chez le pharmacien d'Uzerches de l'arsenic pour détruire les rats qui infestaient le Glandier, et, chose singulière qui fut reconnue plus tard, la *mort aux rats* qu'elle avait ainsi préparée ne contenait point d'arsenic !

La Cour d'assises qui devait juger Mme Lafarge s'ouvrit à Tulle le 15 septembre 1840. L'accusation n'avait pu réunir que des présomptions dans une instruction qui avait duré huit mois. Le ministère public, qui voulait à tout prix une condamnation, comptait sur les débats pour avoir une preuve convaincante. Eh bien ! aujourd'hui, à quarante-trois ans de distance de cet événement judiciaire, aujourd'hui que les ardentes passions qu'il avait soulevées de part et d'autre ont fait place à la froide et impartiale appréciation des choses, on se demande encore si la preuve scientifique du crime a été réellement fournie. Jamais on ne vit rien de plus embrouillé et de plus contradictoire que les recherches et les résultats des expertises qui eurent alors lieu.

Les premiers experts de Tulle avaient trouvé de l'arsenic presque partout, dans un lait de poule qui n'avait pas été bu, dans de l'eau sucrée, dans les liquides provenant des vomissements. La seconde expertise, dans laquelle figure Dupuytren et ordonnée pour contrôler les résultats obtenus par des procédés trop sommaires et jugés insuffisants, aboutit à déclarer que les liquides vomis ne renfermaient pas une parcelle d'arsenic, bien qu'il y en eût dans les autres substances suspectes. En présence de ces contradictions, on réclama l'exhumation du cadavre de Lafarge et une troisième expertise. Celle-ci fut confiée à Orfila, qu'on fit venir de Paris et à qui on avait adjoint Devergie, Chevalier et Olivier (d'Angers), mais qui n'amena avec lui que son préparateur Bussy.

Après deux jours d'opérations, Orfila vint lire son rapport à l'audience ; il avait obtenu avec l'appareil de Marsh, sur trois assiettes, de légères taches miroitantes représentant environ, d'après le célèbre chimiste, un demi-milligramme d'acide arsénieux, et il affirma la réalité de l'empoisonnement de Lafarge. La défense, surprise d'une conclusion aussi inattendue, tenta un effort désespéré. Un des avocats alla chercher Raspail à Paris ; mais, quelque diligence qu'ils fissent, lorsque l'avocat et le savant arrivèrent à Tulle, la sentence fatale venait d'être prononcée. A la faveur d'un pourvoi en cassation et dans le but d'éclairer l'opinion de la Cour suprême, Raspail entreprit une sorte d'enquête chimique sur les opérations d'Orfila.

Il se fit montrer au greffe *les trois assiettes* ; il trouva sur les deux premières des taches qui n'étaient ni *pondérables* ni *déterminables ;* les taches de la troisième furent reconnues de nature arsenicales et représentant, non pas un demi-milligramme, mais un centième de milligramme ! Quantité impondérable, tout à fait insuffisante pour motiver une condamnation capitale, car elle pouvait provenir du zinc, ou du nitrate de potasse, ou des autres réactifs employés par Orfila, qu'il avait apportés et remportés avec lui sans permettre à personne d'en vérifier la pureté. C'est en cette occasion que Raspail se fit fort de trouver, avec les réactifs les plus purs, le double de cette quantité d'arsenic dans n'importe quoi, dans les pieds du fauteuil du président. Pour la première fois, il est ainsi question de l'arsenic *normal* dans le corps.

Le pourvoi en cassation fut rejeté, et Mme Lafarge, condamnée à la réclusion perpétuelle, fut transférée à la Maison centrale de Montpellier. Elle y resta jusqu'en 1852. Graciée à cette époque, elle se rendit dans le plus triste état de santé aux eaux d'Ussat, où elle mourut le 7 novembre de la même année, à l'âge de 36 ans.

L'affaire Lafarge est la première en France où la toxicologie judiciaire ait employé l'appareil de Marsh, connu depuis quatre ans dans le monde scientifique.

D'après ce que nous avons relaté, on peut voir combien son maniement était défectueux et incertain, et l'on reste stupéfait d'un verdict affirmatif au milieu de tant de contradictions et en présence de l'attitude si scandaleusement hostile de la magistrature contre l'accusée. Aussi l'arrêt de la Cour est loin d'avoir été ratifié par l'opinion publique. Nous trouvons même de grands savants, comme les jurisconsultes Tomme et Toerner, qui se sont inscrits contre cette sentence si peu justifiée ; ils démontrent que la culpabilité en cette affaire devait plutôt être attribuée à un certain Denis Barbier, *factotum* véreux, compromis avec son maître Lafarge et qu'il avait tout intérêt à voir disparaître.

Onze ans après la condamnation de Mme Lafarge, une fille du peuple de la basse Bretagne, une servante qui s'appelait Hélène Jégado, nouvelle Brinvilliers, comparut devant la Cour d'assises de Rennes sous l'accusation de plus de trente empoisonnements commis en dix-sept ans. Elle n'eut à répondre toutefois que de ses quatre derniers forfaits, les autres étant couverts par la prescription légale.

Type de scélératesse et d'hypocrisie, elle témoignait d'une piété si fervente, elle se plaignait elle-même si amèrement du sort qui la *poursuivait*, de la fatalité qui faisait qu'on mourait partout où elle allait, qu'elle échappa à tout soupçon, jusqu'au moment où deux médecins de Rennes, ne pouvant s'expliquer que par un empoisonnement les symptômes morbides et la mort de deux servantes, compagnes d'Hélène légado, donnèrent l'éveil à la justice. Hélène fut arrêtée, et à mesure qu'on fouilla dans son existence, on découvrit une foule de meurtres froidement commis par elle, le plus souvent sans autre motif appréciable qu'une « singulière férocité qui la poussait à semer partout la mort, à se complaire dans le spectacle des souffrances et de l'agonie de ses victimes[1] ».

L'illustre chimiste de Rennes, le professeur Malagutti, fut chargé des expertises. L'appareil de Marsh donna, non pas des *traces* d'arsenic, comme Orfila en avait obtenu dans l'affaire Lafarge, mais des quantités très pondérables et même relativement énormes. Le défenseur d'Hélène, malgré les dénégations de l'accusée, ne put plaider que la *monomanie du meurtre par empoisonnement*! La guillotine fut le remède appliqué à cette maladie.

Nous ne pouvons pas passer sous silence les *arsenicophages* de la basse Autriche et de la Styrie, dont l'étrange coutume a si vivement excité la curiosité publique. On sait que ces mangeurs d'arsenic, se procurant par contrebande l'agent prohibé, s'habituent peu à peu à en consommer journellement des doses considérables (15 à 25 centigr.), sans inconvénients, sans symptômes de cachexie arsenicale, excepté lorsqu'ils suspendent tout à coup l'emploi de cette substance, toxique pour d'autres, bienfaisante pour eux. La coquetterie chez les jeunes personnes qui veulent acquérir de la fraîcheur et de l'embonpoint, et chez les autres le désir de franchir plus facilement les montagnes, de devenir plus *volatils*, comme ils le disent : tels sont les motifs de cette toxicophagie qui a bien aussi ses victimes. Les palefreniers et les maquignons usent également de l'acide arsénieux pour donner belle mine et agilité aux chevaux.

[1] *Les Poisons* ; par Arthur Mangin, 1869, pag. 149.

Si l'acide arsénieux peut s'accumuler à dose faible et rester inoffensif, on sait qu'à dose forte il agit d'abord comme irritant et même comme caustique sur les parties qu'il touche, et y détermine des effets locaux plus graves et plus rapidement mortels que les effets généraux, comme on l'a constaté chez l'assassin Soufflard qui, en entendant son arrêt de condamnation, avala 12 gram. d'acide arsénieux, et chez le duc de Praslin, qui s'empoisonna en 1847, avant son arrestation, et dont les déjections d'en haut et d'en bas fournirent aux analyses d'Orfila et de Tardieu une grande quantité d'arsenic.

En 1850, la Belgique offrit l'exemple terrible, mais peutêtre unique, d'un empoisonnement commis à l'aide de la *nicotine*. L'auteur de ce crime était le comte Hippolyte Visart de Bocarmé, avec sa femme pour complice, et la victime le propre frère de celle-ci, Gustave Fougnies, un pauvre être chétif, estropié, qui ne pouvait marcher qu'avec des béquilles.

Rappelons en quelques lignes ce hideux drame de famille. Bocarmé, né à Java, avait puisé auprès des farouches Malais « l'amour des poisons ». Homme aussi dissolu que peu fortuné, il s'était vainement adressé à diverses spéculations et même à des inventions agricoles pour se procurer l'argent nécessaire à sa vie de luxe et de plaisir. Il vit une fortune dans un mariage avec Lydie Fougnies et surtout dans les *espérances* qu'elle apportait. En effet, son beau-père, riche et infirme, ne tarda pas à mourir. Mais la part d'héritage de la comtesse était loin de suffire à payer les dettes de son mari. Il fallait être aussi héritier de son frère. Seulement le pauvre garçon avait bonne envie de vivre ; il allait même se marier.

Bocarmé résolut d'en finir avec ce malingre, qui, non content de ne pas mourir, prétendait se donner une famille.

Parmi ses connaissances en chimie, il possédait celle de l'extraction de la nicotine. Ce fut le poison qu'il choisit pour réaliser son sinistre projet. Il invita le jeune Fougnies à venir au château de Bitremont, sous prétexte de régler quelques affaires d'intérêt, et le soir, après dîner, alors qu'ils avaient éloigné tous les serviteurs et que sa femme faisait le guet, on entendit soudain des cris de détresse partir du salon et puis la chute d'un corps. Les premiers accourus trouvèrent Fougnies mort avec les traces d'une lutte violente. Bocarmé avait été mordu à la main ; il eut des vomissements toute la soirée ; il prétendit que son beau-frère était mort d'une attaque d'apoplexie. A la suite d'une première enquête, les époux Bocarmé furent arrêtés.

Au procès, la comtesse, tout en niant sa complicité, déclara que son frère avait été terrassé par son mari, qui lui avait introduit de force du poison dans la bouche. Les perquisitions faites dans le laboratoire de Bocarmé, les aveux de sa femme, l'examen du cadavre, démontrèrent que c'était la nicotine qui avait servi à cet empoisonnement. Le comte de Bocarmé, condamné à mort, fut exécuté à Mons le 20 juillet 1850. Sa femme fut acquittée ; elle quitta la Belgique, et on se souvient avoir vu cette belle comtesse qui promenait, il y a quelques années encore, dans les rues de Montpellier, son triste veuvage, et qui aujourd'hui est à la tête d'un établissement thermal dans le Cantal.

Parmi les empoisonnements modernes les plus retentissants qu'il nous reste à citer, nous trouvons ceux qui ont conduit au supplice les docteurs Palmer (en Angleterre) et Couty de la Pommerais (en France), bien qu'on n'ait pu arriver qu'à la supposition des poisons employés.

William Palmer, plus *viveur* que médecin, passionné pour le sport et les autres luxes, eut recours au poison et au vol pour soutenir son faste et réparer ses pertes. Le plus grand usage qu'il faisait de ses notions médicales, c'était de rechercher les substances vénéneuses propres à donner la mort sans éveiller de soupçon. Avant de la Pommerais, il s'avisa du parti qu'un scélérat peut tirer de l'institution des *assurances sur la vie*.

En épousant Anna Broockes, il avait compté sur la riche position de sa belle-mère; mais, celle-ci étant morte, il se trouva que tous ses biens étaient viagers. Palmer, désappointé, chercha un dédommagement: il fit sur la vie de sa femme, en 1854, des assurances pour 325,000 francs à diverses Compagnies. Anna mourut huit mois après, et Palmer bénéficia de toute cette fortune.

Encouragé par ce premier résultat, il fit aussitôt, sur la vie de son frère, de nouvelles assurances pour pareille somme. Ce frère étant décédé dans l'année même, Palmer réclama le bénéfice des assurances; mais cette fois les Compagnies refusèrent de payer et notre homme jugea prudent de ne pas insister. Il chercha alors à se procurer de l'argent par de faux billets, en même temps qu'il se liait plus étroitement avec un ami nommé John Parsons Cook, comme lui *sportsman* effréné et qui achevait de dévorer un riche patrimoine. Le soir d'une des courses de Schreswsburg où il avait gagné un grand prix, Cook réunit ses amis à un dîner de réjouissance.

Après d'abondantes libations, on vida encore quelques verres de grog. Cook trouva que le sien lui brûlait le gosier, et dans la nuit il fut pris de violents vomissements. Le lendemain, il souffrait encore; Palmer l'amena à Ruqcley, petite ville qu'il habitait dans le comté de Stafford, et le logea dans un hôtel situé en face de sa demeure, ce qui lui permettait de mieux soigner son ami. L'état s'aggravant, d'autres médecins furent appelés, mais Palmer se chargea seul d'administrer les remèdes.

Après trois jours de maladie, Cook succomba à des accès répétés de convulsions tétaniques. A peine avait-il rendu le dernier soupir, que Palmer fit main basse sur l'argent qu'il trouva chez le défunt et sur ses papiers, dont il se servit pour se faire remettre les sommes dues à Cook par l'agence des courses. Ces indi-

ces et d'autres tirés de la fausse situation financière de Palmer,
parurent assez graves pour motiver l'intervention de la justice.
Palmer fut arrêté. L'enquête qui suivit amena d'étranges décou-
vertes. L'appréciation des symptômes qui marquèrent les derniers moments de la maladie et l'expertise médico-légale du
corps de Cook, aboutirent à cette conclusion, qu'il s'agissait d'un
empoisonnement dans lequel on avait habilement combiné l'émétique et la strychnine [1].

D'autre part, il n'était guère permis de douter que la femme
et le frère de Palmer ne fussent également morts empoisonnés.
Mais la loi anglaise ne permettant de poursuivre un individu
que pour un seul crime à la fois, le prévenu n'eut à répondre que de la mort de Cook. Au lieu de comparaître devant les
assises de Stafford, il fut renvoyé à la Cour centrale criminelle
de Londres, la défense ayant demandé ce transfert pour *cause de
suspicion légitime*, tant était grande la surexcitation de l'opinion
publique contre l'accusé.

La discussion médico-légale entre les docteurs fut le point
capital du procès. D'une part, les experts avaient trouvé dans le
cadavre de Cook quelques traces d'antimoine ; ils n'avaient point
constaté la strychnine en substance, mais ils ne doutaient pas,
d'après les symptômes de la maladie, qu'elle n'eût été administrée ; seulement ce poison s'était décomposé après l'absorption
dans l'organisme de la victime. La police avait aussi trouvé
dans une de ces perquisitions un livre sur une page duquel
Palmer avait écrit de sa main : « La strychnine donne la mort
par l'action tétanique qu'elle exerce sur les muscles ».

D'autre part, Palmer protestait énergiquement de son innocence. Les médecins et les chimistes appelés par la défense dé-
claraient que, si la strychnine avait été donnée à dose mortelle,
on aurait dû en retrouver plus ou moins dans les matières de

---

[1] *Les Poisons* ; par Mangin. *Op. cit.*

l'expertise. Quelques-uns attribuaient les convulsions tétaniques de Cook, non à la strychnine, mais à une affection syphilitique qu'aggravait une vie surmenée. On disait même dans le public qu'une femme, autrefois la maîtresse de Cook, pour se venger de son abandon, l'avait piqué avec une flèche empoisonnée qu'elle tenait du savant voyageur Rawson.

Malgré ces débats contradictoires, le jury rendit un verdict de culpabilité, et Palmer fut pendu le 14 juin 1856.

Dans l'affaire de La Pommerais, on ne réussit pas davantage à opposer aux protestations de l'accusé le *corps du délit*, la présence en nature du poison incriminé. L'expertise avait seulement formulé cette conclusion : « Peut-être il y a eu empoisonnement par la digitaline ? »

Voici les principaux traits de cette cause célèbre.

Couty Lapommerais ou de La Pommerais, comme il se faisait appeler, était un médecin homœpathe qui, peu satisfait d'une position suffisante pour tout autre, voulait « faire parler de lui et surtout faire fortune ».

Son ambition ne recula devant aucun moyen : pétitions aux ministres pour se faire décorer, usurpation du titre de comte, adresse pleine de dévouement au Saint-Père pour obtenir la croix de Saint-Sylvestre, alors qu'il professait ailleurs le matérialisme le plus radical, spéculations véreuses de Bourse, tout dénotait en lui un intrigant sans délicatesse.

En 1861 il avait épousé Mlle Dubizy, dont la dot s'élevait à 150,000 fr.; mais Mme Dubizy mère, veuve d'un médecin et qui avait quelque raison de se défier d'un gendre dont les prétendus apports avaient été des titres empruntés à un ami, avait marié sa fille sous le régime de la séparation de biens. De cette façon, La Pommerais ne pouvait disposer de la fortune de sa femme, ce qui ne faisait nullement son affaire. Deux mois après le mariage, la belle-mère fut prise de coliques et de vomissements à la suite d'un repas auquel avait assisté son gendre. D'autres médecins avaient été appelés, mais Lapommerais seul dirigea le traitement. Trente-six heures après, elle était morte.

Aussitôt, il s'empare de toutes les valeurs mobilières et dispose à son gré des titres tombés entre ses mains. Il se lance à nouveau dans des spéculations de Bourse qui ne lui réussissent pas mieux que les premières ; sa soif de luxe se heurte encore à des embarras financiers. C'est alors qu'il met à exécution son fameux projet qui lui paraissait devoir assurer sa fortune, mais qui le conduisit à l'échafaud.

Comme médecin, il avait donné des soins à un peintre, M. de Pauw, qui ne tarda pas à mourir, laissant une femme et trois enfants sans ressources. Une liaison intime s'établit entre la veuve et le médecin. Celui-ci lui prodigua ses assiduités pendant plus de deux ans ; puis il s'éloigna d'elle, et deux années s'étaient écoulées sans qu'elle eût reçu de lui aucune marque de souvenir, lorsqu'un jour il reparut tout à coup, lui annonçant, pour expliquer son brusque retour, qu'il avait trouvé un moyen facile et sûr de la mettre désormais, elle et ses enfants, à l'abri du besoin.

Voici en quoi consistait ce moyen : Mme de Pauw assurerait sur sa tête une somme de 550,000 fr. au bénéfice de La Pommerais, qui se chargerait du paiement des primes, soit 18,840 fr. par an. Mais comme Mme de Pauw hésitait à s'engager dans cette opération qui ne présentait aucun avantage pour elle ni pour ses enfants, La Pommerais lui persuada que son dessein n'était nullement de bénéficier d'une semblable éventualité, mais seulement d'intimider, de faire *chanter* les Compagnies d'assurances, une fois les contrats signés, si elle voulait simuler une maladie qui ferait croire à une fin prochaine. Les Compagnies, alors, s'empresseraient d'accepter l'annulation des contrats, moyennant une rente viagère de 6,000 fr. Mme de Pauw se prêta sans résistance à ce stratagème : la fortune allait enfin lui sourire. Huit compagnies, après des certificats d'excellente santé, admirent Mme de Pauw à contracter des assurances pour la somme de 550,000 fr.

La première prime fut payée par La Pommerais, qui était censé vouloir assurer le sort des enfants qu'il avait eus avec Mme de Pauw. Il s'était appliqué à faire insérer dans les contrats cette clause, que la propriété de chaque police pouvait être d'avance transférée à un tiers, par simple endossement, et il s'empressa d'obtenir de Mme de Pauw, non seulement ce transfert par endossement et un acte en règle par lequel elle déclarait avoir contracté des assurances pour une somme de 550,000 fr. au profit de La Pommerais, dont elle se reconnaissait débitrice, mais encore un testament qui lui confirmait le bénéfice des huit contrats d'assurances et l'instituait son légataire universel.

En possession de toutes ces pièces et avant l'échéance de la seconde prime à payer, La Pommerais résolut de hâter le tragique dénouement qu'il avait combiné. Il rappela à Mme de Pauw que le moment était venu de simuler une maladie sérieuse pour obtenir, à des conditions avantageuses, le rachat des assurances, les 6,000 francs de rente viagère si désirés. Elle se mit donc à faire la malade, à se plaindre d'une chute qu'elle aurait faite dans l'escalier, à consulter des médecins, à accumuler leurs ordonnances ; et la supercherie durait depuis six à sept semaines quand La Pommerais l'invita à se dire plus malade que jamais, à ne plus quitter le lit, et lui annonça qu'afin de mieux tromper les médecins qui devaient la visiter de la part des Compagnies, il lui ferait prendre « quelque chose qui lui donnerait de l'agitation ». Le 14 novembre, il lui donne cette potion qui doit l'agiter, et pendant la nuit la pauvre femme se sent prise de vomissements et de vives souffrances. Elle dit à son entourage qu'elle doit avoir eu une indigestion. La Pommerais, à sa visite du matin, parle d'une attaque de cholérine qui se dissipera. L'état s'aggrave de plus en plus. Mme de Pauw était morte le lendemain.

Sans s'attarder aux manifestations de la douleur, La Pommerais écrit aux huit Compagnies pour les inviter à se mettre en mesure de lui payer le montant des assurances que ce décès rendait exigible.

Cependant, la soudaineté du trépas de Mme de Pauw et les révélations de l'entourage donnaient lieu à maintes rumeurs. Le beau-frère de la victime, se faisant l'écho de ces soupçons, écrivit au parquet que Mme de Pauw était morte empoisonnée par le D^r La Pommerais.

Une instruction fut ouverte et l'on chargea M. Tardieu de procéder, avec le concours du chimiste Roussin, à l'autopsie de la victime. Il fut constaté par l'expert que Mme de Pauw, exhumée treize jours après le décès, n'offrait aucun symptôme d'une prétendue chute, qu'il n'existait en elle aucune trace de lésion ou de maladie, mais qu'il y avait dans les matières vomies et raclées sur le parquet la présence d'un poison énergique qui, d'après les effets produits sur des animaux, devait être la digitaline.

Au domicile de l'accusé on trouva, avec les factures d'achat, une quantité considérable de poisons de toute nature, notamment un flacon ayant contenu 2 gram. de digitaline et qui n'en renfermait plus que 15 centigr. On se souvint aussi de la mort subite de Mme Dubizy, et ordre fut donné de procéder à l'autopsie de cette dernière. Les experts reconnurent que les principaux organes, après trois ans d'inhumation, étaient dans un état de conservation qui rendait difficile d'expliquer la mort par une cause naturelle.

Mais la contre-expertise, obtenue par Me Lachaud, mit en défaut, sur plus d'un point, les conclusions des premiers experts. La question des poisons végétaux devint l'objet d'une savante discussion. Les débats furent longs et orageux; mais le jury, plus sensible aux autres charges accablantes qui pesaient sur l'accusé, rendit un verdict affirmatif sur l'empoisonnement de

Mme de Pauw, et un verdict négatif au sujet de la mort de Mme Dubizy.

La Pommerais fut exécuté le 9 juin 1864.

Aujourd'hui, le ministère public n'obtiendrait pas si facilement une condamnation à la peine capitale. C'est que la toxicologie criminelle a fait des progrès tels. qu'il ne serait plus permis à un expert d'affirmer devant la Justice, comme le fit alors M. Tardieu, que « s'il n'avait pas été donné du poison à la victime, les matières vomies par elle n'auraient produit aucune altération quelconque sur les animaux mis en expérience ».

Alors on ne connaissait pas les *alcaloïdes cadavériques*, les *ptomaïnes*, ces toxiques qui peuvent se produire spontanément dans les cadavres d'homme ou d'animaux, et dont les effets vénéneux ont tant de ressemblance avec ceux des alcaloïdes végétaux (digitaline, elléborine, gratioline, vératrine, etc...).

Les expériences faites sur les animaux par Tardieu et Roussin dans l'affaire de La Pommerais, ne trouveraient pas maintenant un seul partisan.

Aujourd'hui, il faut d'abord isoler le poison, le voir, le toucher, pour ainsi dire, et c'est avec la substance en nature qu'on doit agir si l'on veut recourir aux expériences physiologiques. Or, ce sont des expériences sans détermination de la substance employée qui servirent de bases principales aux conclusions des experts. Il est juste cependant de ne pas oublier les réserves faites par eux en certains points du rapport, par exemple quand ils disent : « Sans toutefois que nous puissions l'affirmer, de fortes *présomptions* nous portent à croire que c'est à un empoisonnement par la digitaline qu'a succombé la veuve de Pauw ». Sur l'esprit des jurés, les preuves de la perversité profonde de l'accusé firent peut-être plus d'impression que les discussions de la science.

Pour clore la longue liste des méfaits célèbres du poison, nous devons parler d'une grave affaire qui suscita parmi les toxicologistes, il y a une dizaine d'années, les plus émouvants débats. Tout le monde se souvient du procès de Moreau, de cet herboriste de Saint-Denis, ancien élève en pharmacie, qui fut accusé d'avoir empoisonné ses deux femmes avec des préparations de cuivre, et qui paya de sa tête cette accusation avant qu'on eût démontré que le cuivre et ses composés — les combinaisons de cuivre et d'arsenic exceptées — sont impuissants à donner la mort, bien qu'ils ne soient pas inoffensifs.

C'était en 1873 et 1874 que mouraient les deux femmes de Moreau, et c'est en 1875 que le Dr Galippe terminait sa remarquable Thèse par les conclusions suivantes :

« 1° Pour nous, sauf peut-être dans le cas de suicide, l'*empoisonnement aigu* par les composés de cuivre ne doit être réalisable, tant en raison de la saveur horrible de ces composés que de leurs propriétés émétiques énergiques, qui suffisent à faire évacuer le toxique.

» 2° Quant à la possibilité de l'*empoisonnemant lent*, nous n'y croyons pas, car il ressort des expériences de M. Bourneville et des nôtres, qu'à petites doses la tolérance s'établit sans influence fâcheuse sur la santé [1]. »

C'est aussi en 1875 que la Cour d'assises de l'Aveyron eut à juger deux cas d'empoisonnement attribués au vitriol bleu mis dans du vin.

Les Drs Lala, Moitessier et Estor avaient conclu à l'empoisonnement par le cuivre. Les deux accusés furent acquittés, bénéficiant sans doute des résultats obtenus par les expérimentateurs depuis l'affaire Moreau.

Dès longtemps, on avait contesté la toxicité du cuivre. Au-

---

[1] Galipe : *Étude toxicologique sur le cuivre et ses composés.* Thèse de Paris, 1875, n° 312. — P. Rey, *Toxicité du cuivre.* Th. de Paris, 1879.

jourd'hui, grâce aux expériences décisives du Dr Galippe, le problème paraît jugé.

Le cuivre n'est pas mortel.

Tout ce qui vit contient du cuivre dans son organisation : c'est le cuivre *normal*. Pour l'homme surtout, le cuivre est inséparable de l'existence ; toute la journée, nous touchons à des objets en cuivre ; nous absorbons sans cesse des aliments ou des boissons qui contiennent ce métal, et tout cela sans grand dommage apparent, à moins que la dose absorbée ne dépasse certaine limite.

Quelle est donc la dose qui constitue le cuivre *normal* et au delà de laquelle ce métal devient offensif ? Il est bien difficile de donner des chiffres précis, d'autant plus que les expérimentateurs sont loin de s'accorder sur ces questions. On prétend que la quantité de cuivre normal serait de 2 à 3 milligram., quantité accaparée presque exclusivement par le foie et les reins.

La dose offensive commencerait à 10, 20, 30 centigram., et l'on a indiqué le chiffre de 1 à 2 gram. comme la dose mortelle pour l'homme.

De ce qui précède, on peut conclure que le cuivre et ses composés loin d'être inoffensifs, sont cependant moins meurtriers qu'on ne l'avait admis. Par leur propriété émétique, ils sont eux-mêmes leur contre-poison, et la quantité de métal qui reste dans l'organisme est incapable d'amener la mort.

Arrivé au terme de notre étude historique, si, jetant un regard rétrospectif sur le rôle de la matière toxique dans le cours de l'Humanité, nous cherchons à recueillir les impressions et les enseignements qui s'en dégagent, nous sommes surtout frappé de voir le poison, cette arme de destruction au service occulte de la vengeance et de la cupidité, se transformer en instrument de secours et de salut, en devenant la source des médicaments les plus héroïques.

D'autre part, dans cette lutte entre la science et le crime, la science doit finalement l'emporter, en rendant l'empoisonnement de plus en plus rare, parce qu'elle lui enlève de plus en plus l'espoir ou les chances de l'impunité.

Aujourd'hui la matière toxique circule librement dans toutes les mains, et chacun ne s'en sert que pour lui-même. Le phosphore et l'arsenic font partie des usages domestiques ; voyez aussi le tabac, l'alcool et l'absinthe, ces poisons de l'Occident, comme l'opium est le poison de l'Orient, bien que la morphiomanie commence aussi à nous envahir.

Sontibus unde tremor... civibus inde salus.

FIN.

* 9 7 8 2 3 2 9 2 3 5 4 9 3 *